Preparándome para mi Cirugía

Preparando a los niños para la anestesia

Este libro pertenece a:

_____

Escrito por Dr. Fei Zheng-Ward

Ilustrado por Moch. Fajar Shobaru

Traducido al español por Benjamin Sanabria Azurduy

Derechos de autor © 2024 Fei Zheng-Ward

Identificadores: ISBN 979-8-89318-014-5 (libro electronico)
ISBN 979-8-89318-015-2 (libro de bolsillo)

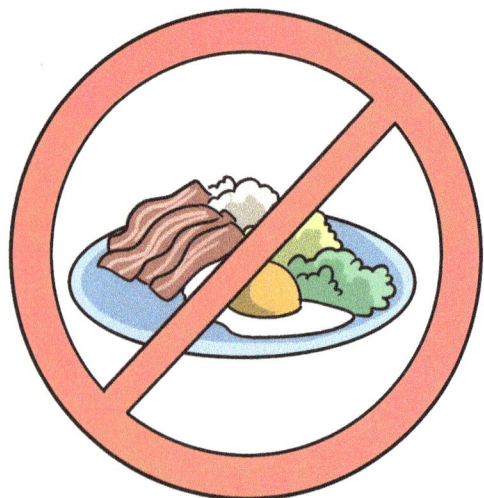

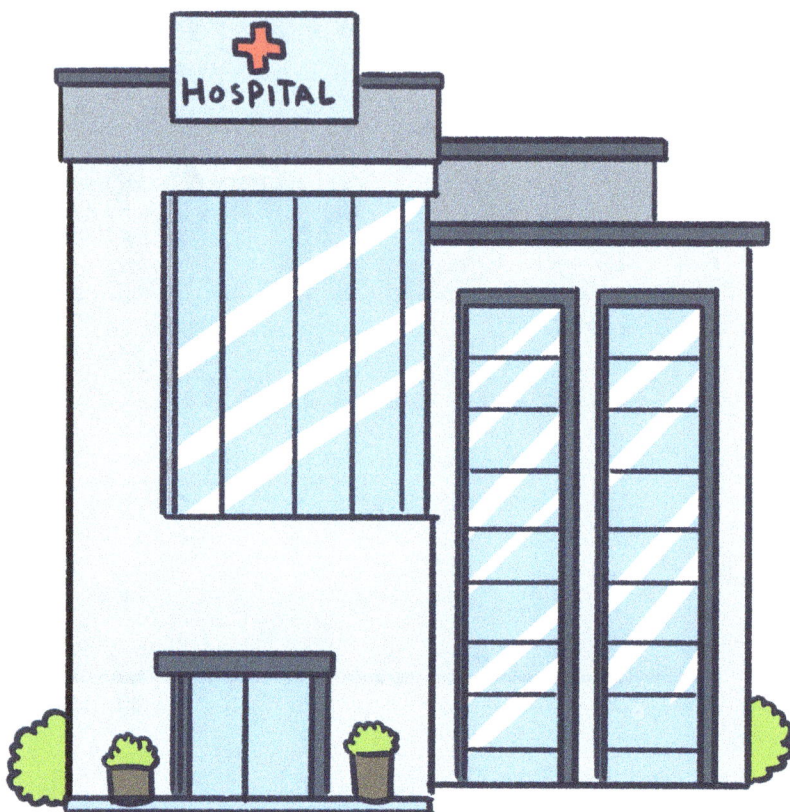

El día de tu cirugía, no desayunes y ve al hospital.

Puedes traer tu juguete o manta favorita.

Es posible que te sientas un poco asustado(a);
eso está bien.

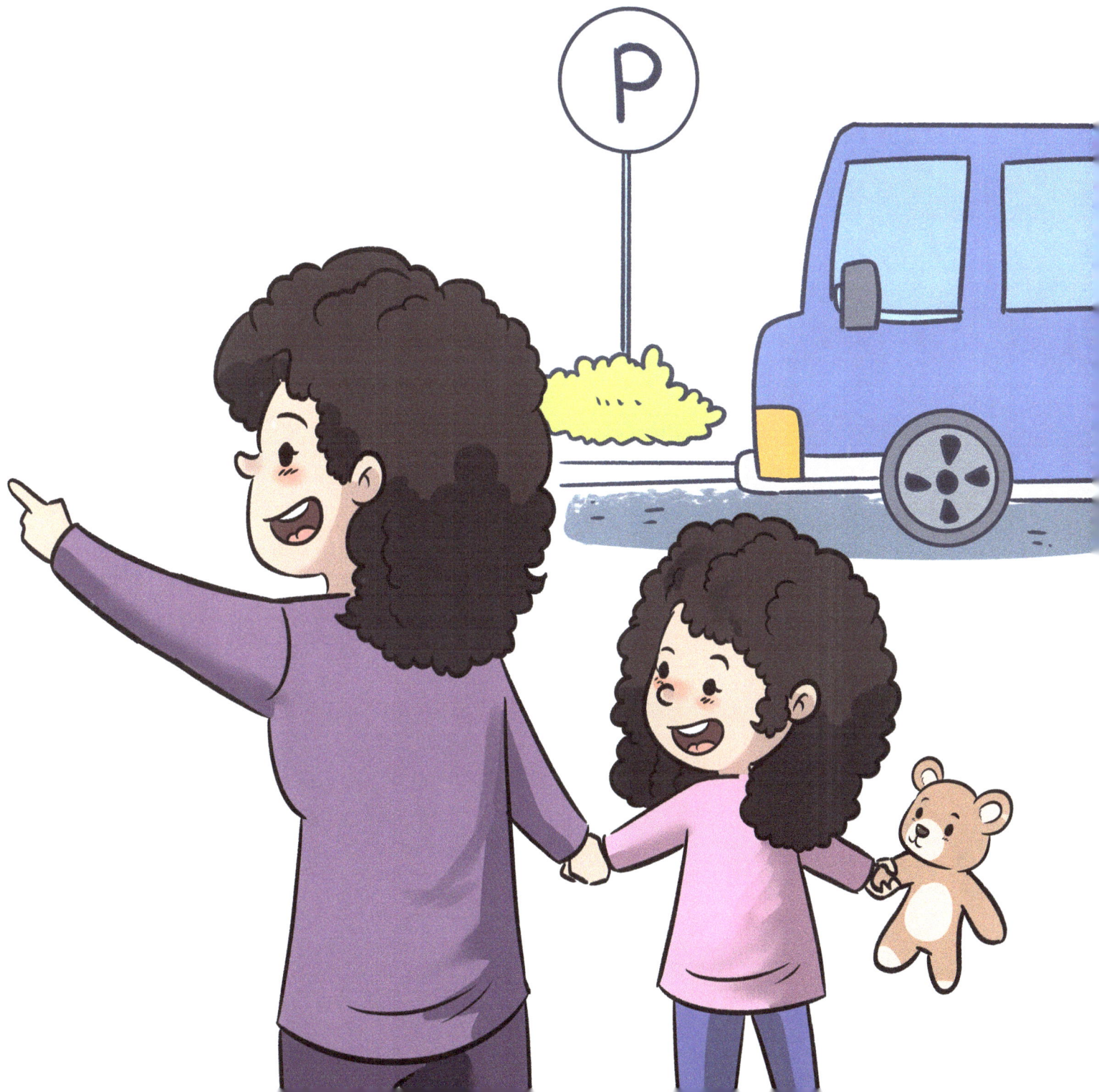

Te registrarás en el hospital y les darás
tu nombre y fecha de nacimiento.

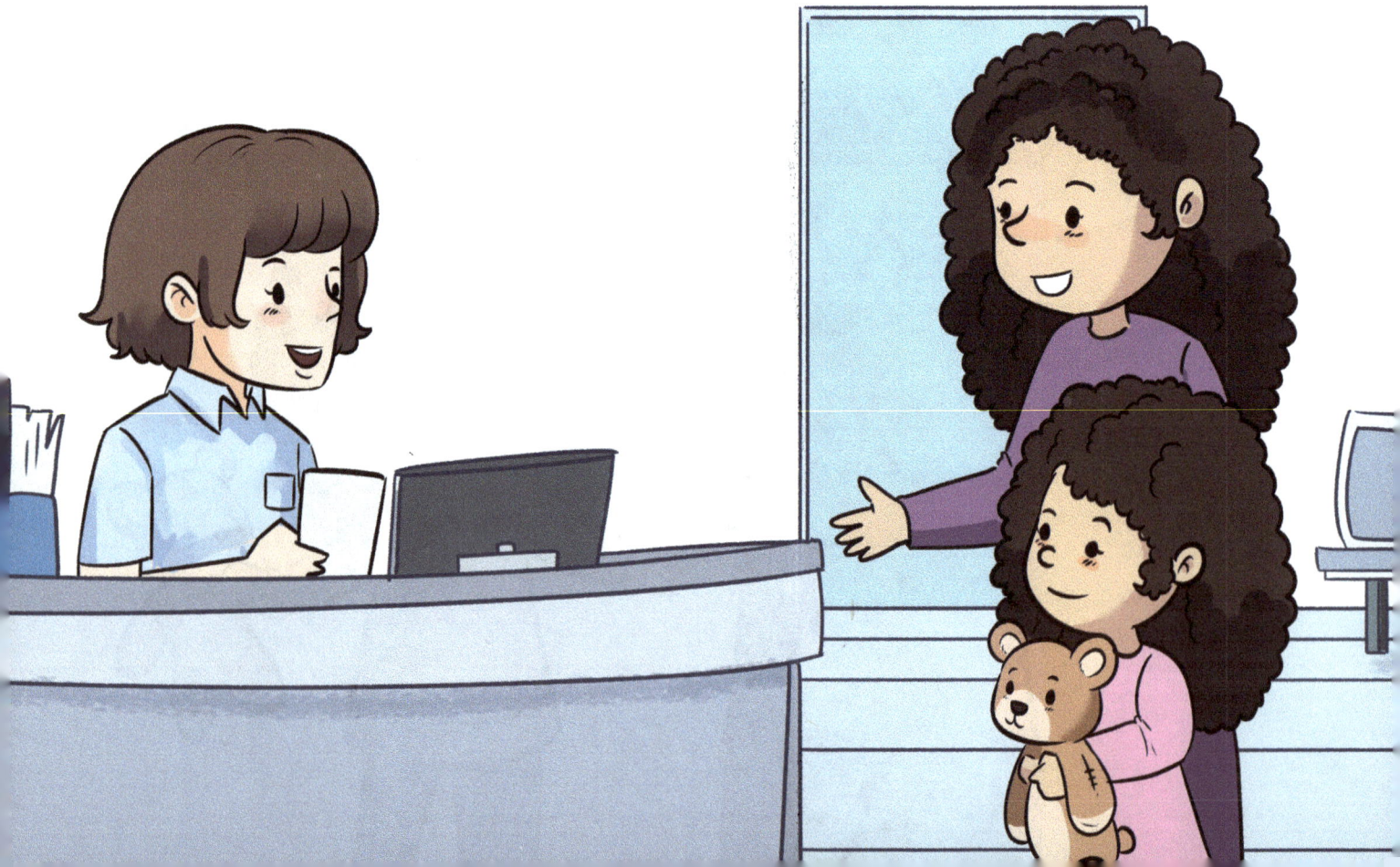

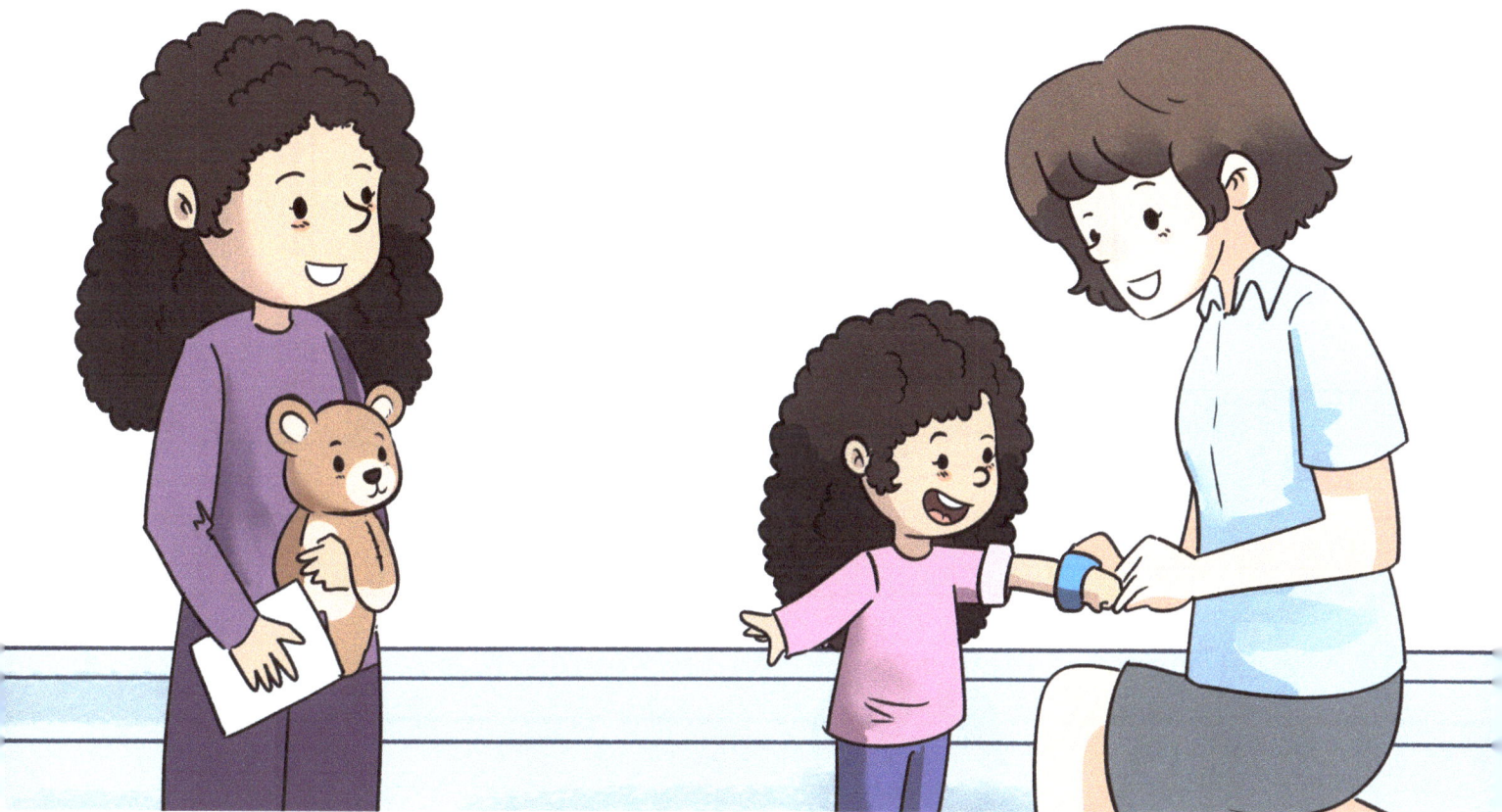

Luego, recibirás una pulsera especial.
Ahora todos sabrán tu nombre.

¿Qué color de pulsera recibirás?

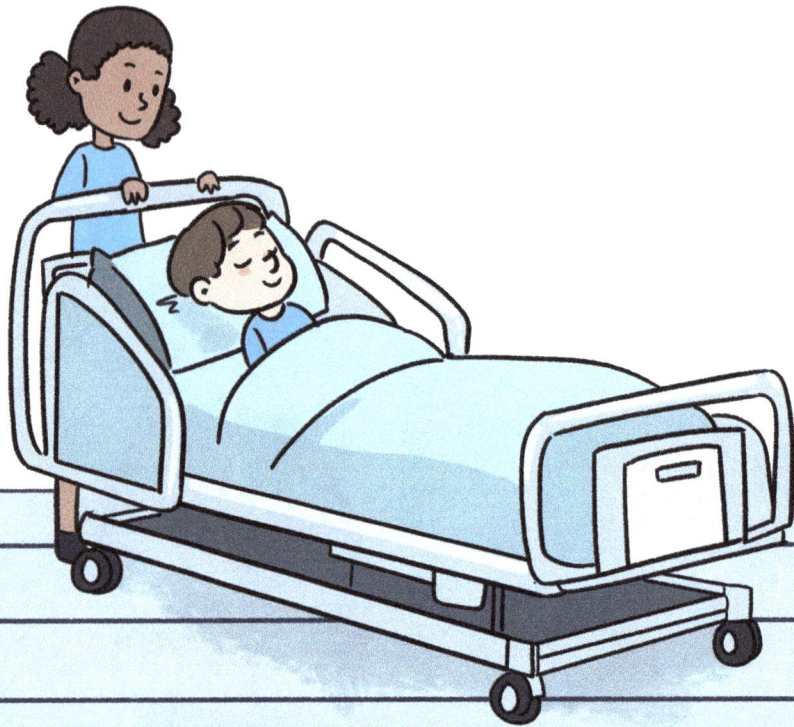

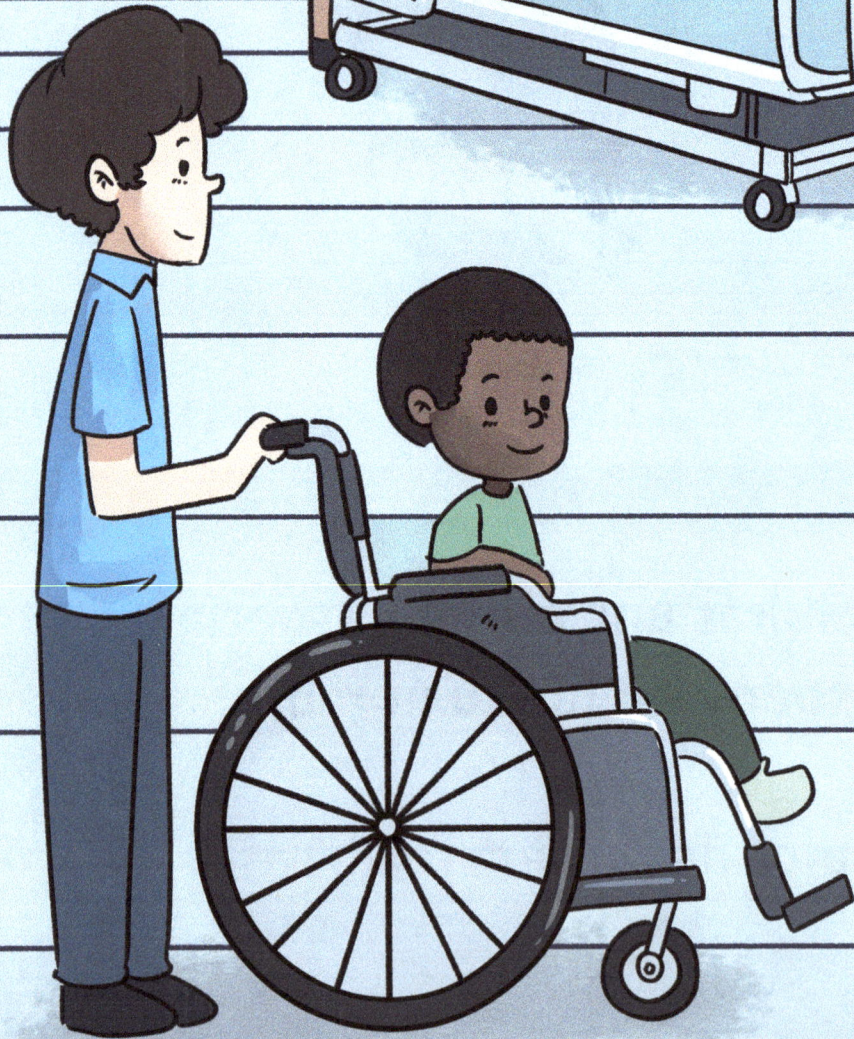

Mientras estés en el hospital, ¿Puedes identificar los siguientes elementos?

1. Bata blanca
2. Estetoscopio (utilizado para escuchar tu corazón, pulmones y abdomen)

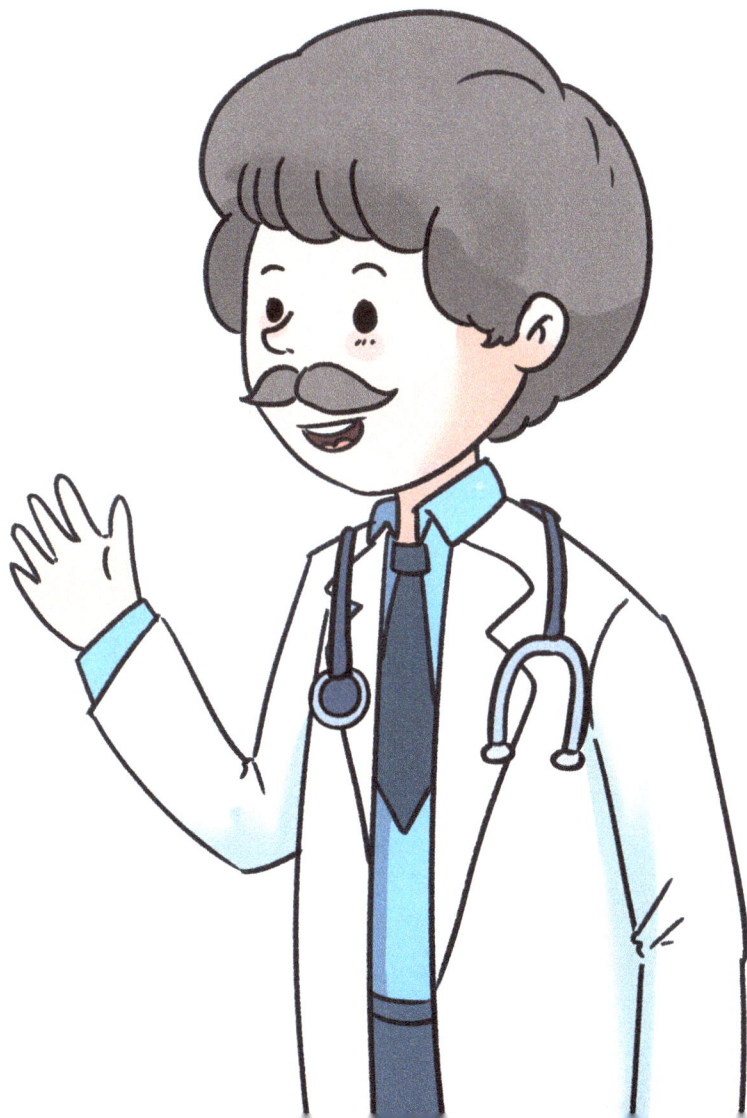

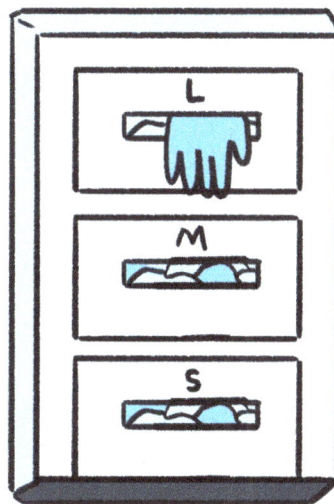

3. Silla de ruedas
4. Cama con ruedas
5. Guantes

¿Sabes cuánto mides?

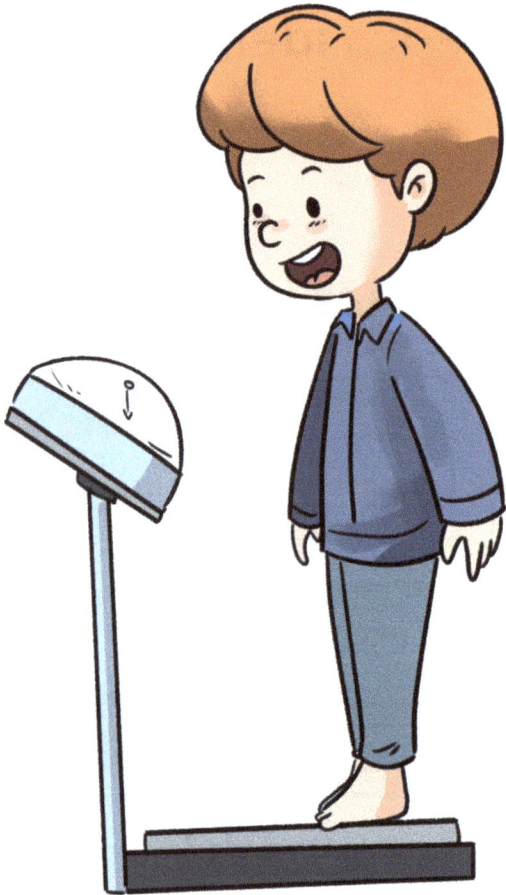

Antes de prepararte, te pesarán y te medirán.

¿Sabes cuál es tu peso?

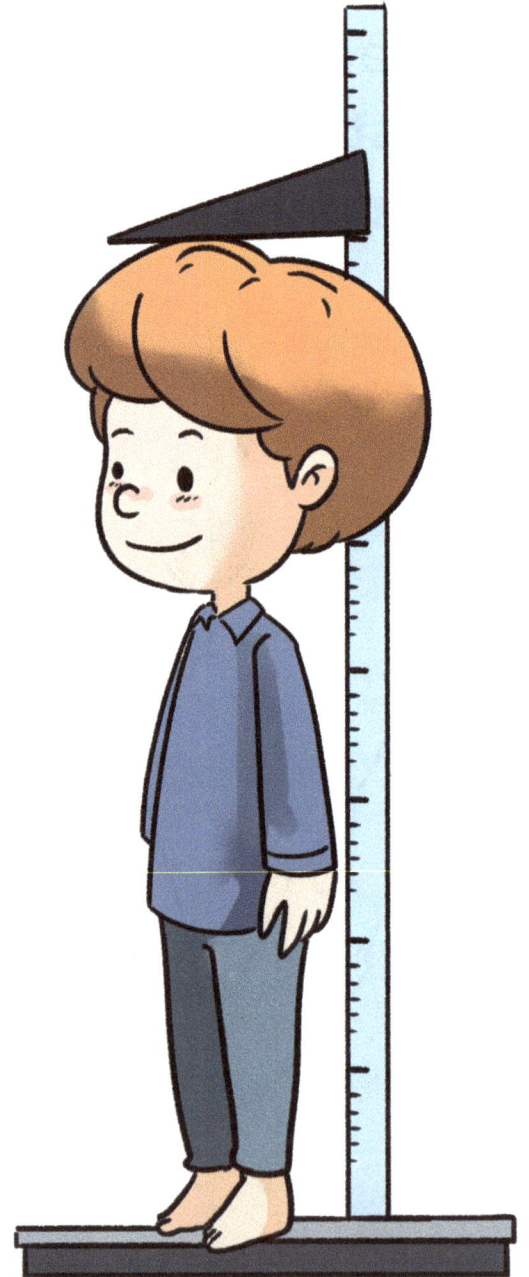

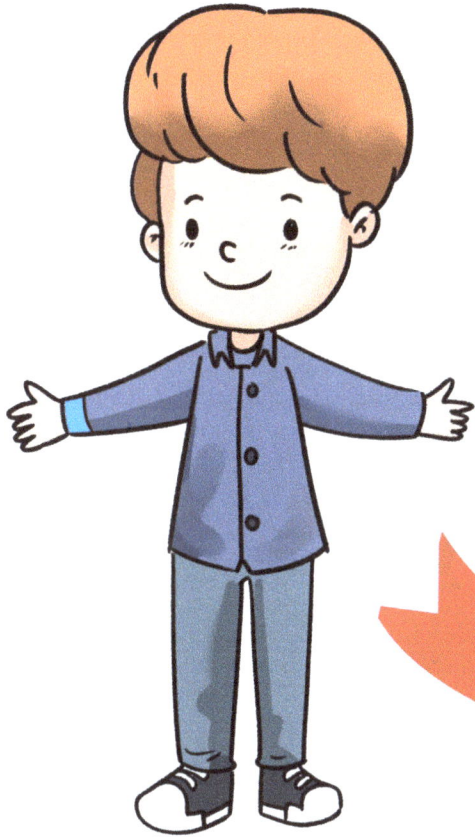

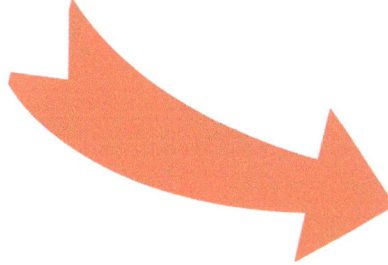

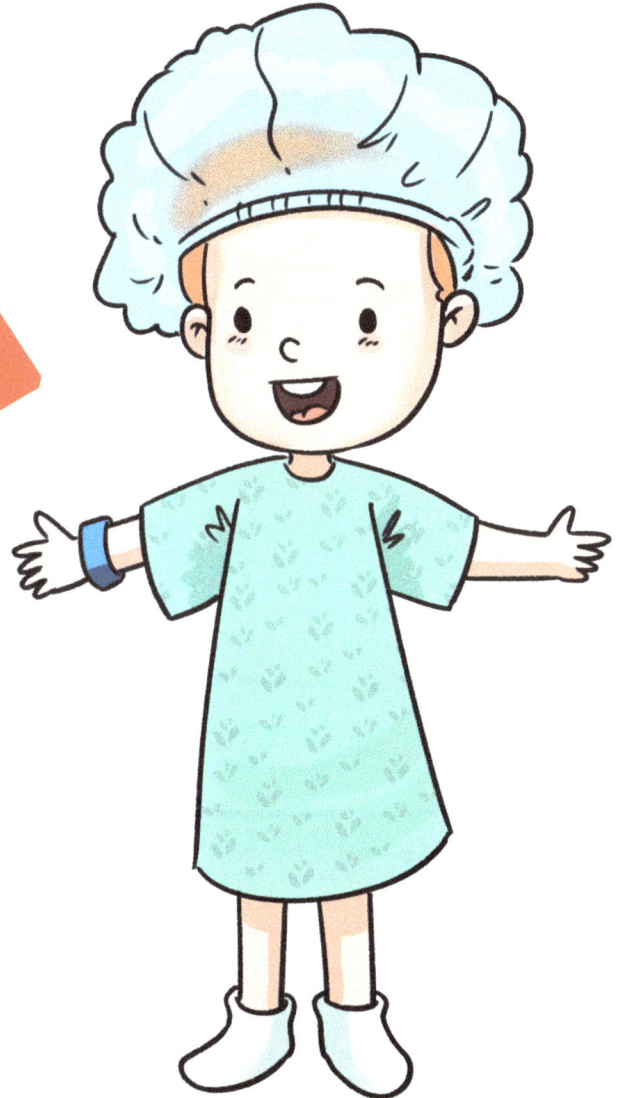

Te pondrás una nueva ropa, te pondrás un gorro, una bata (que parece una capa de superhéroe al revés) y unos calcetines.

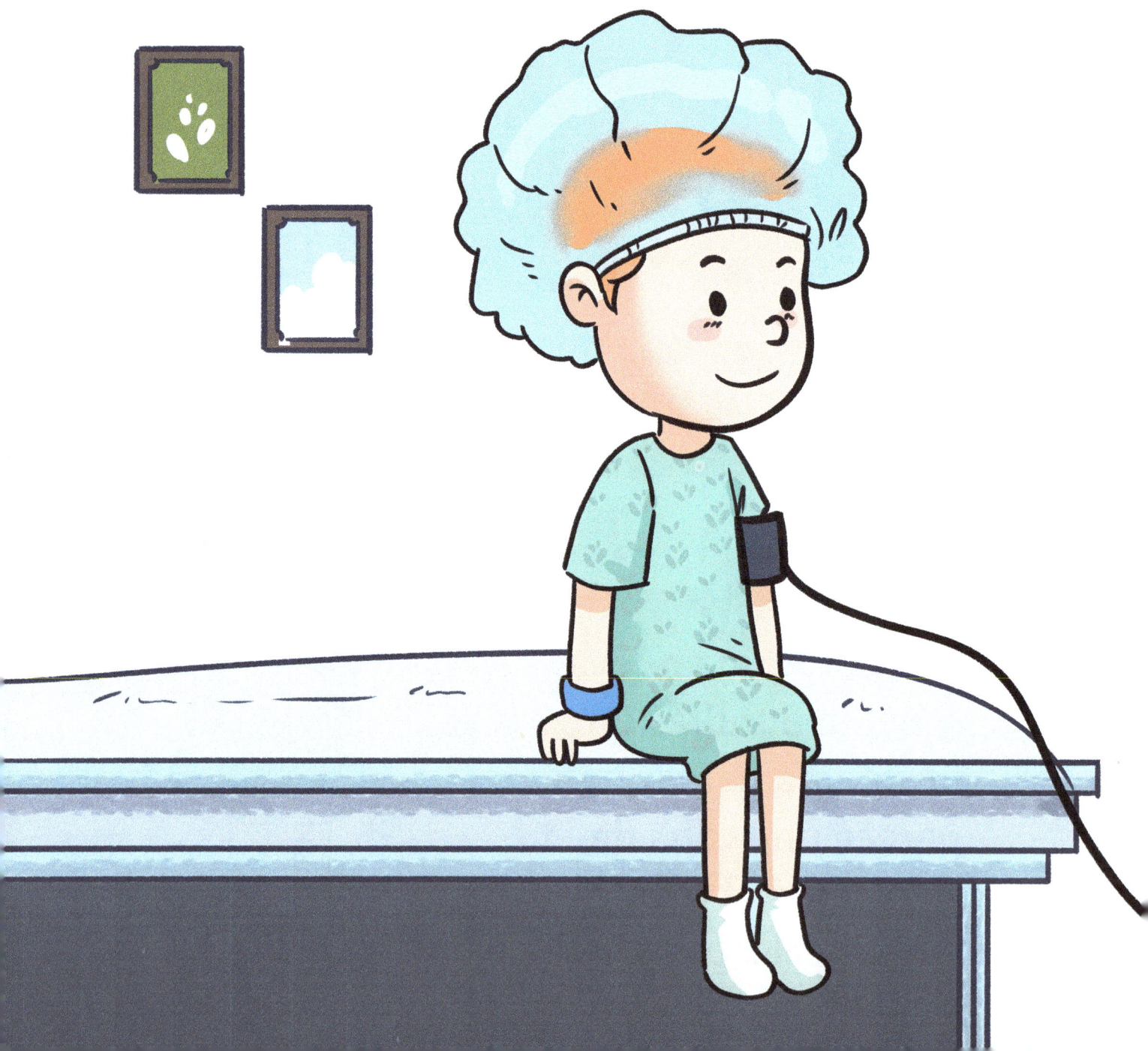

La enfermera te colocará un manguito de presión arterial alrededor de tu brazo o pierna. El manguito te dará un GRAN apretón.

No olvides mantenerte quieto mientras te examinan.

¿Estás listo(a)?

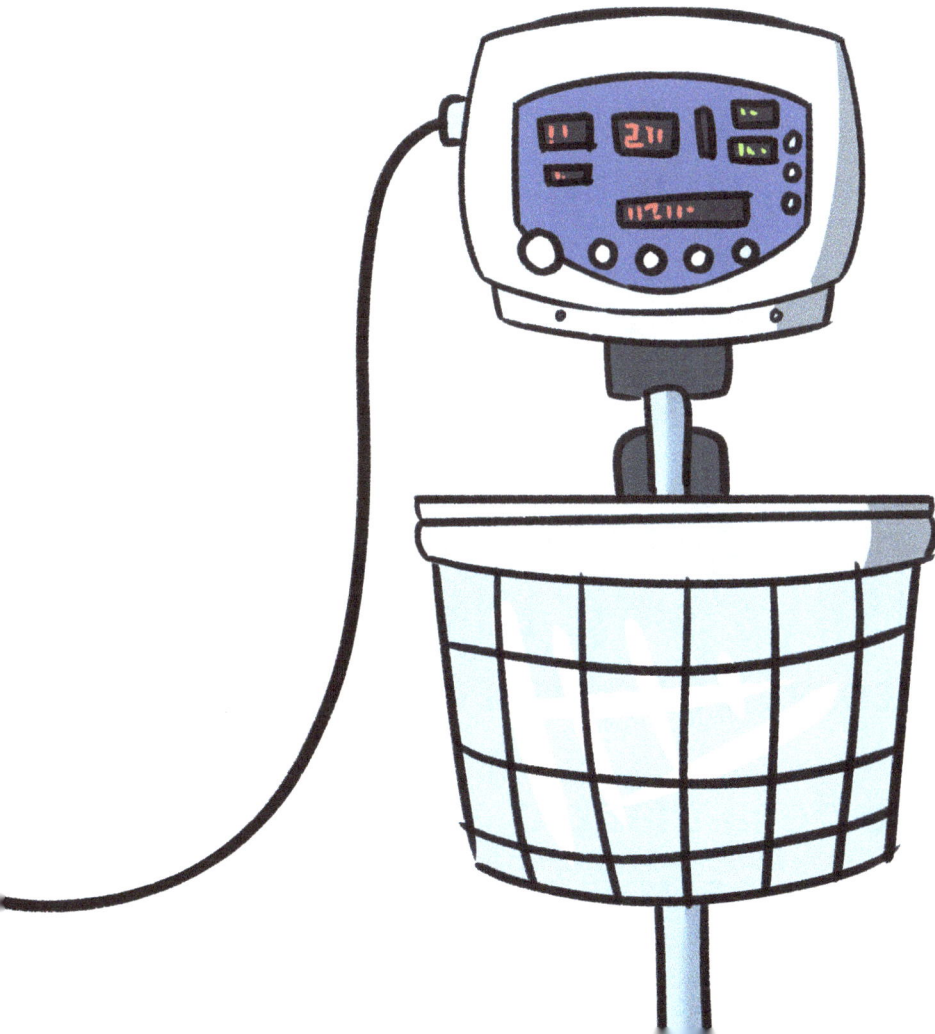

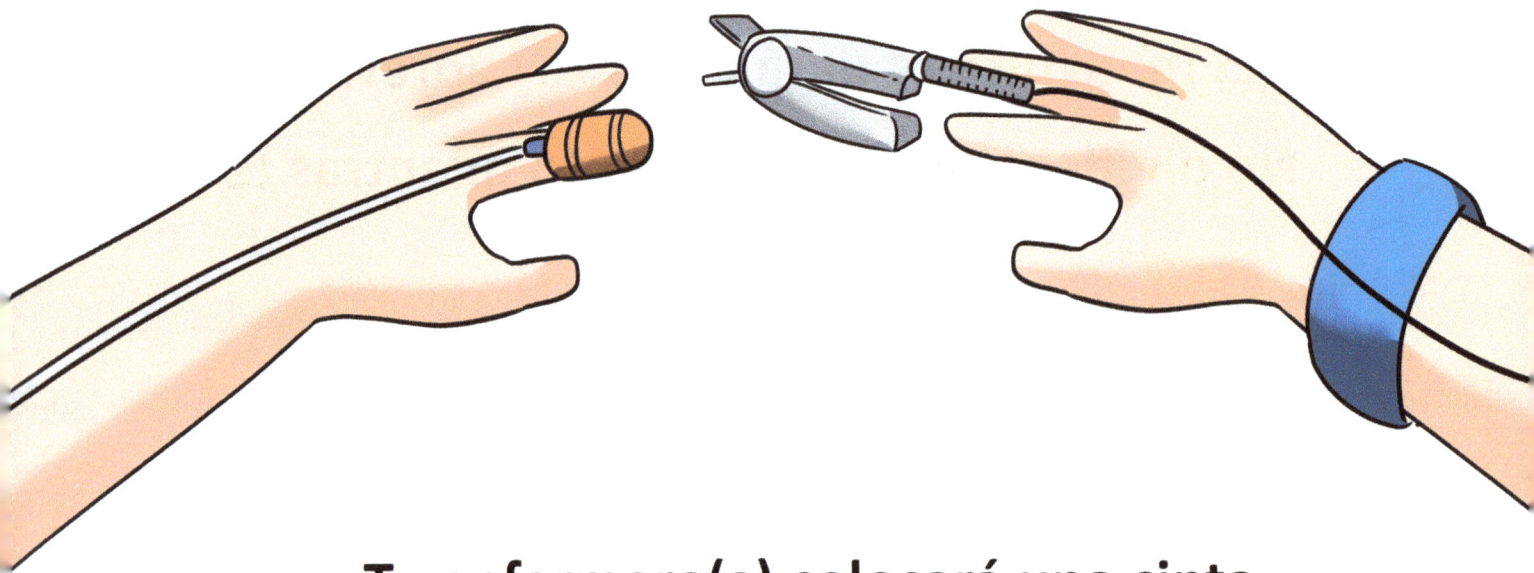

Tu enfermero(a) colocará una cinta adhesiva similar a una venda o un clip en tu dedo para ver cuánto oxígeno hay en tu cuerpo.

El oxígeno mantiene tu cuerpo funcionando para que puedas hacer las cosas que amas.

¿Qué dedo de la mano o del pie quieres usar?

Tus amigables médicos de anestesia
y cirugía vendrán a hablar contigo.

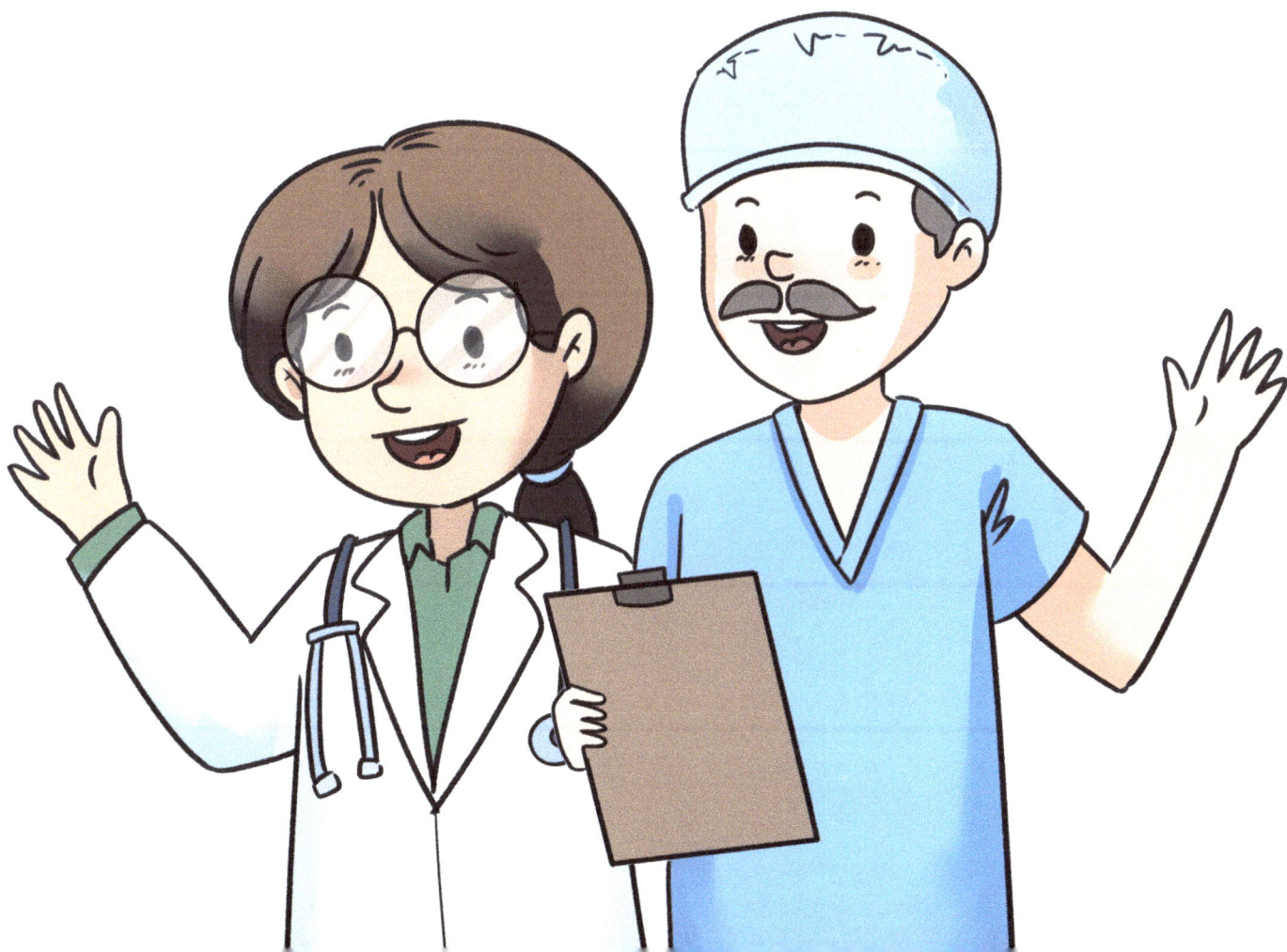

Pueden escuchar tu corazón, tus pulmones y tu abdomen para asegurarse de que te mantengas saludable.

Si tienes alguna pregunta para tus médicos y enfermeros(as), escríbela a continuación.

_____

_____

_____

_____

_____

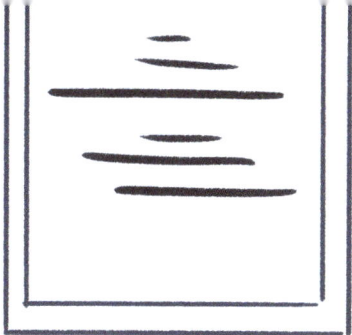

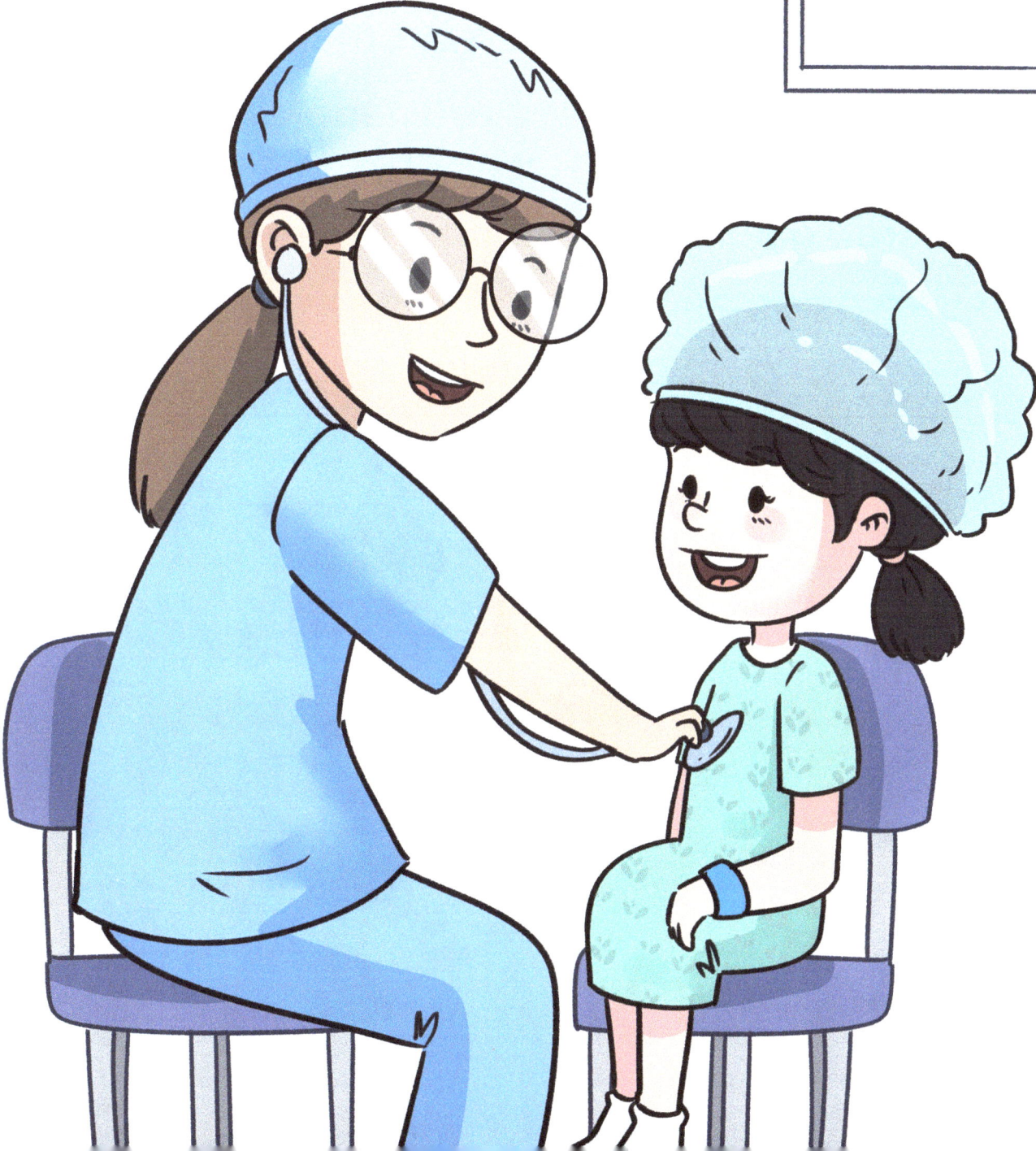

Incluso revisarán tus dientes y te pedirán que digas "Aaah." Si tienes algún diente flojo, no olvides decírselo a tus médicos.

Si te pones nervioso(a) o asustado(a), está bien. Recuerda, eres la estrella de la función, y todos quieren que estes cómodo y te sientas mejor.

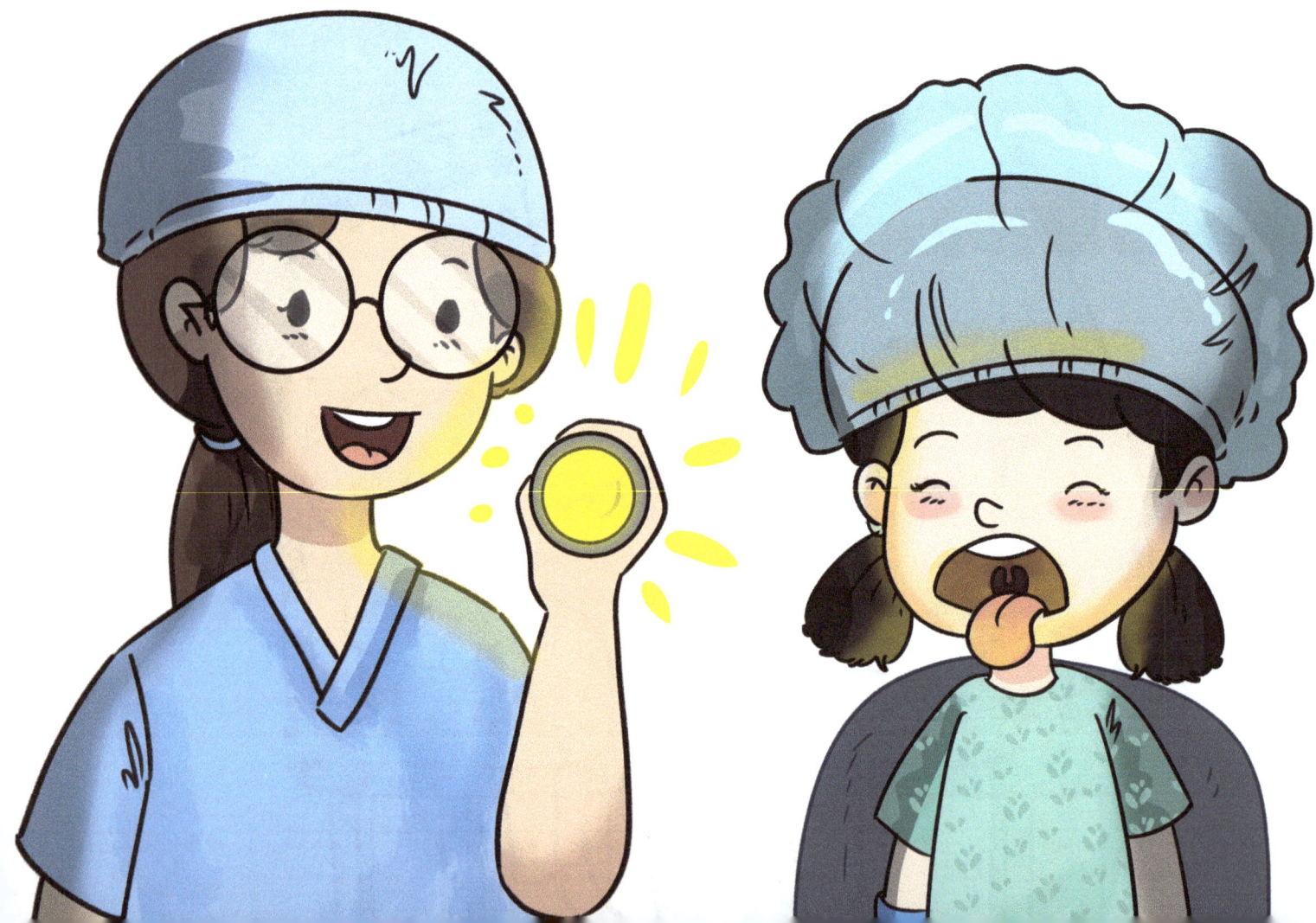

Es posible que recibas una medicina especial y dulce para hacerte sentir más tranquilo(a).

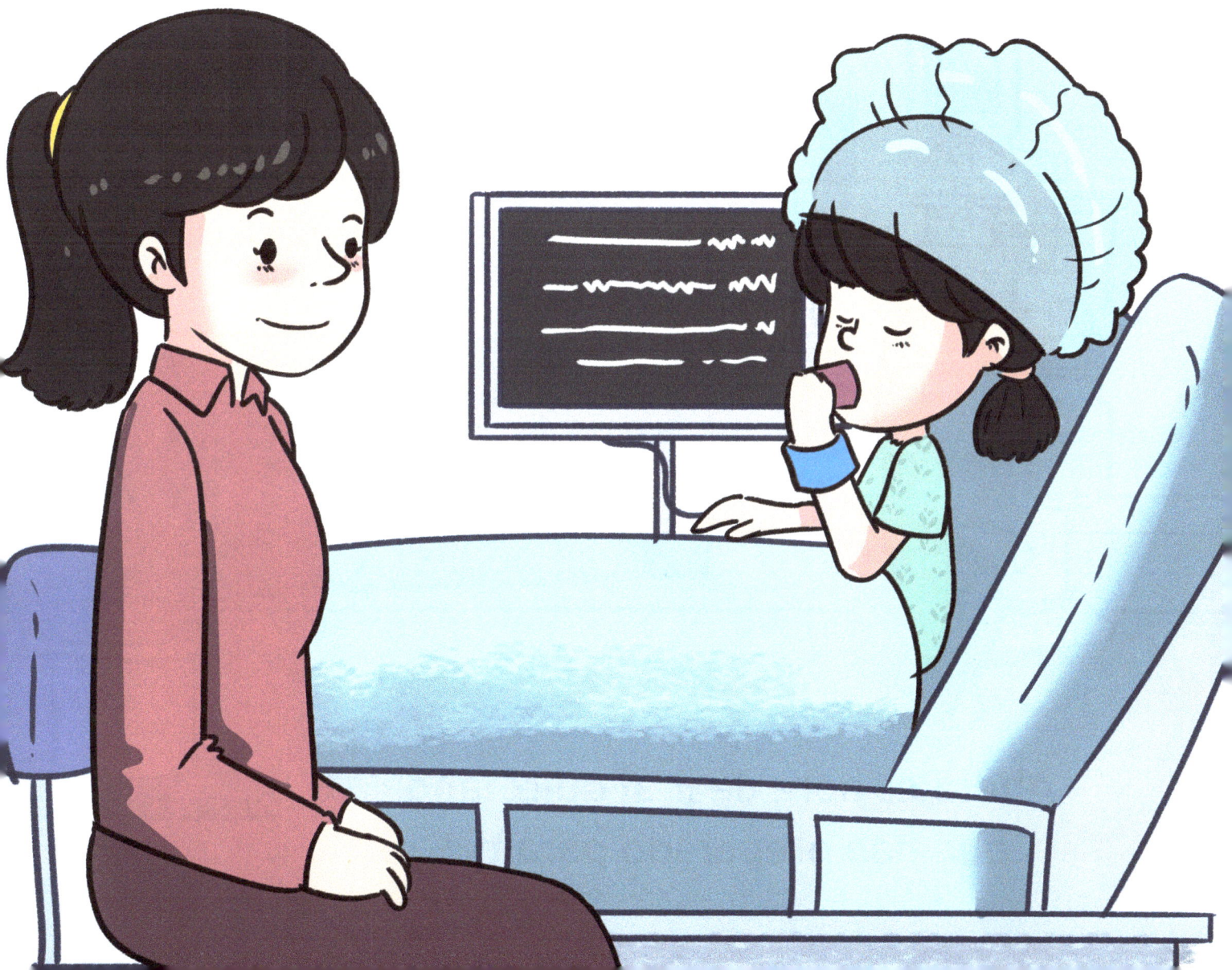

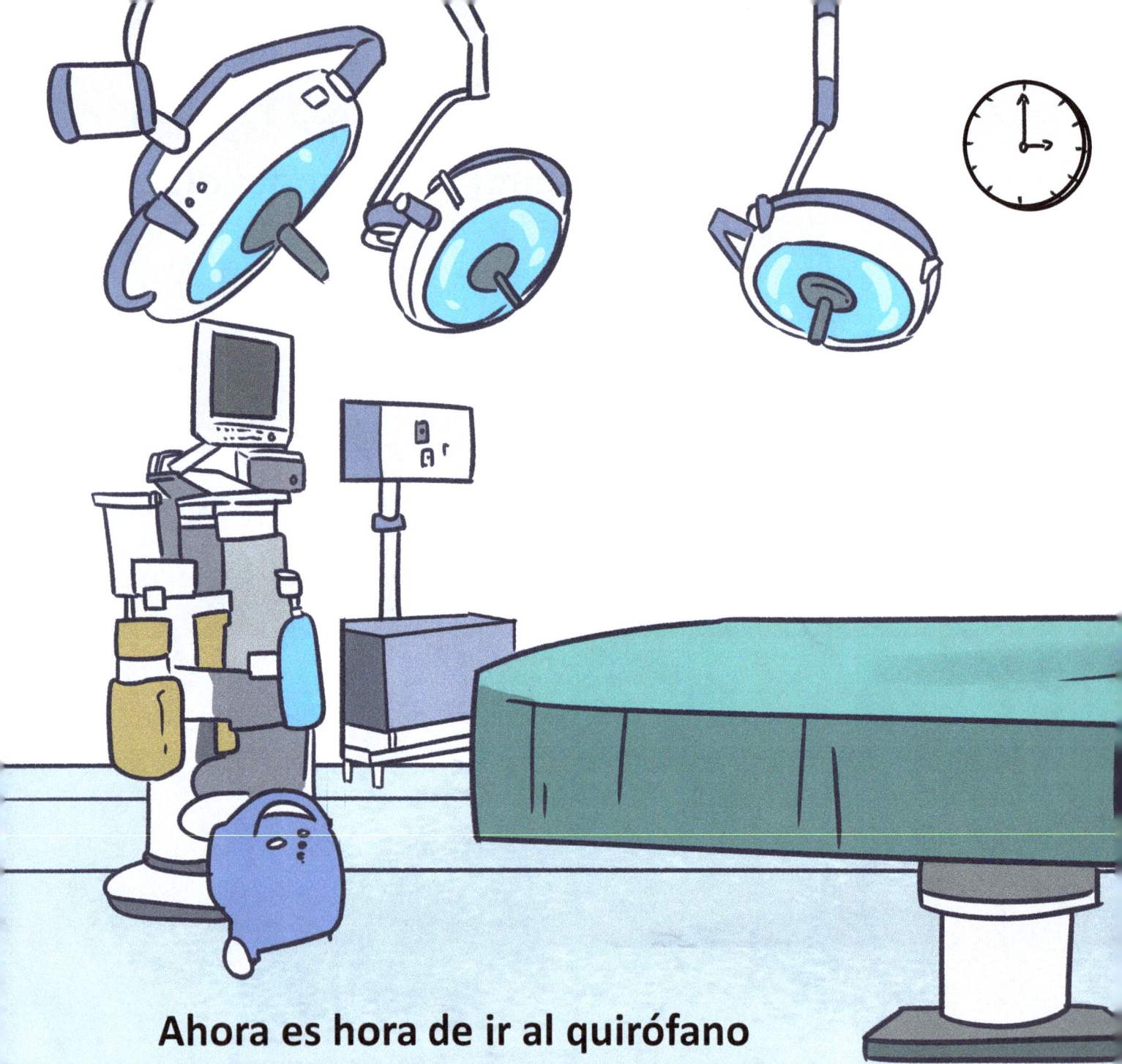

**Ahora es hora de ir al quirófano
que han preparado para ti.**

¿Puedes identificar las siguientes cosas en la habitación?

1. Luces brillantes colgando del techo
2. Personas con mascarillas
3. Una computadora
4. Una cama cálida en la habitación solo para ti
5. Un reloj

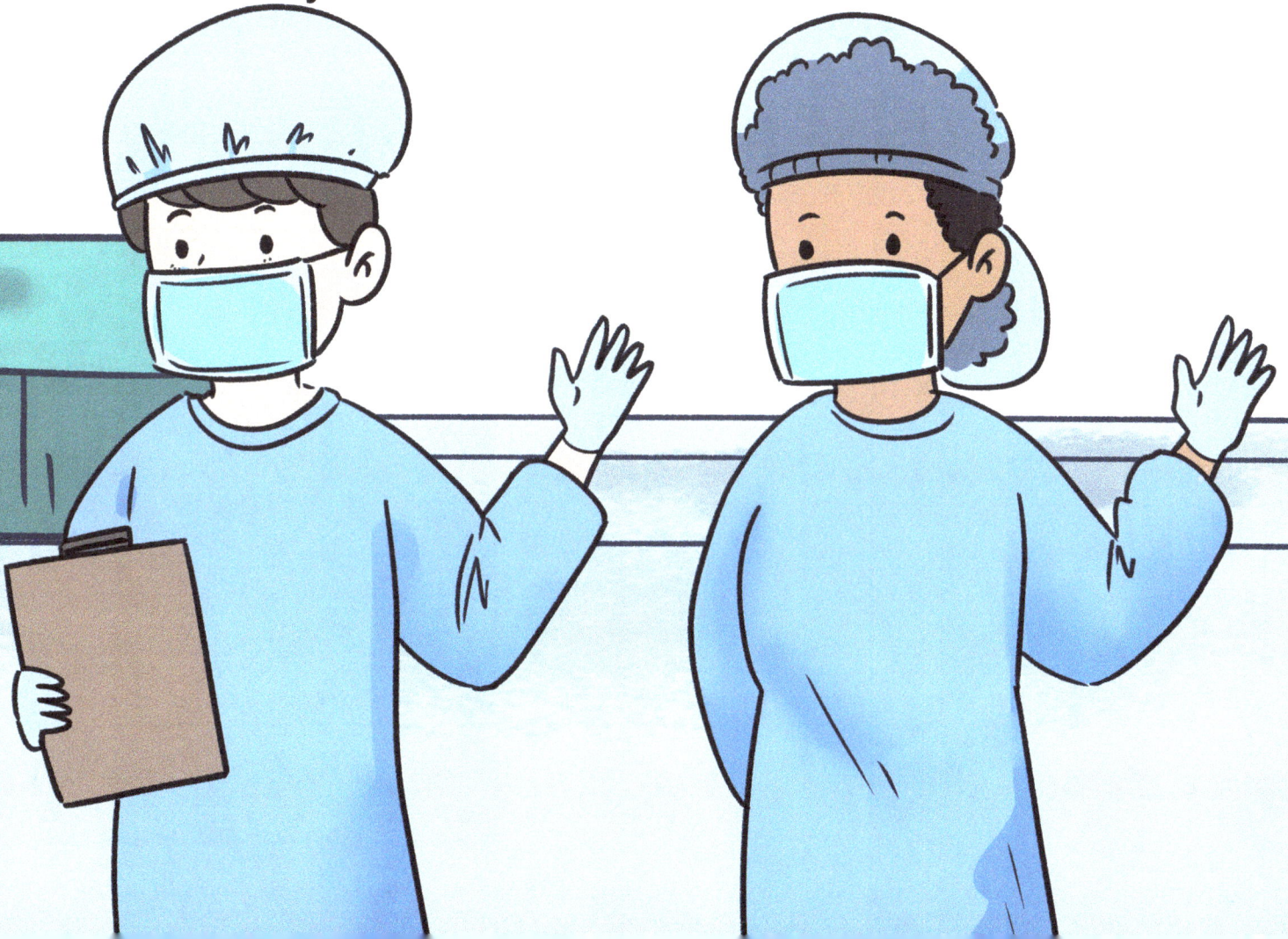

Después de acostarte en la cama en el centro de la habitación, revisarán tu corazón, pulmones, respiración y presión arterial una vez más.

¡Eres tan valiente!

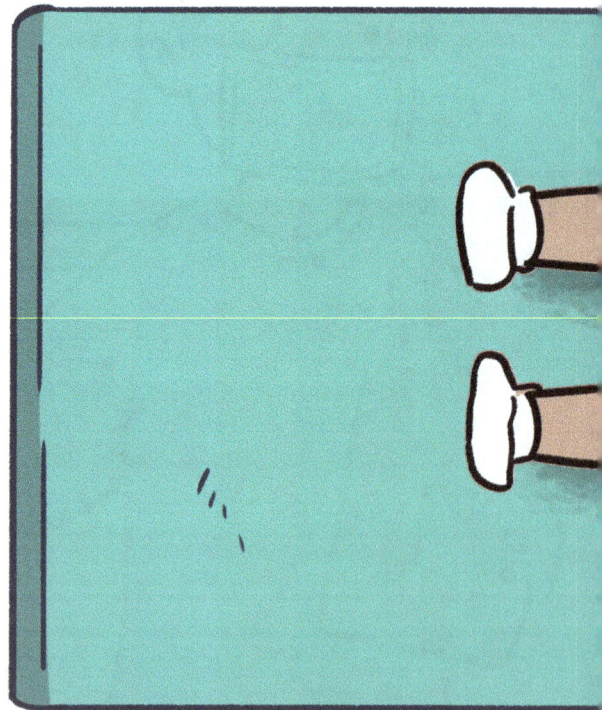

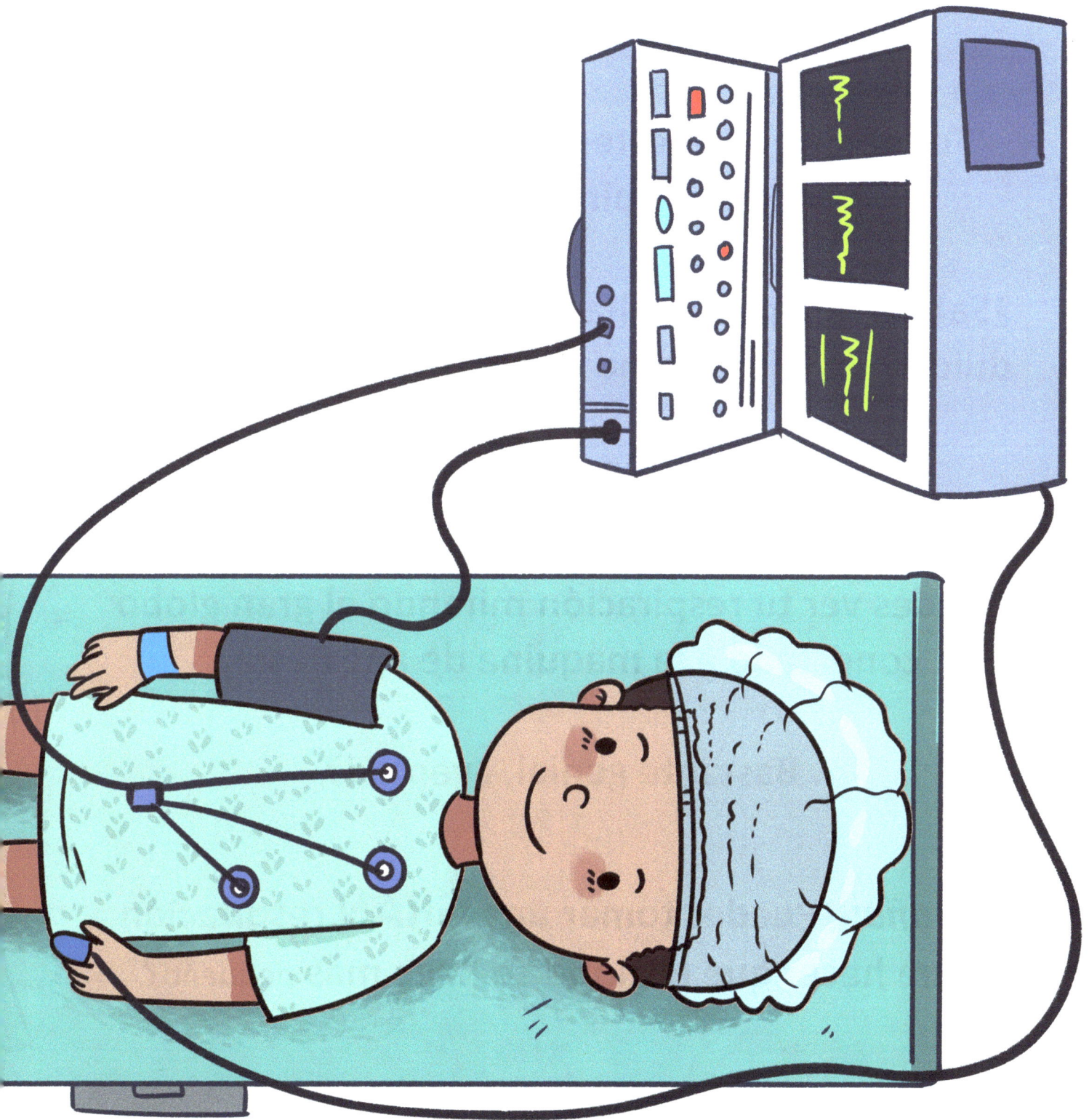

Tu médico de anestesia te dará una máscara para que respires dentro de ella.

¿Sabías que pueden hacer que tu máscara huela dulce y deliciosa como chicle o tu fruta favorita?

¿Qué aroma te gustaría?

Puedes ver tu respiración mirando el gran globo conectado a la máquina de anestesia.

Bastante genial, ¿verdad?

Desafío: ¿Puedes tomar una **GRAN** respiración para hacer que el globo se haga más pequeño?

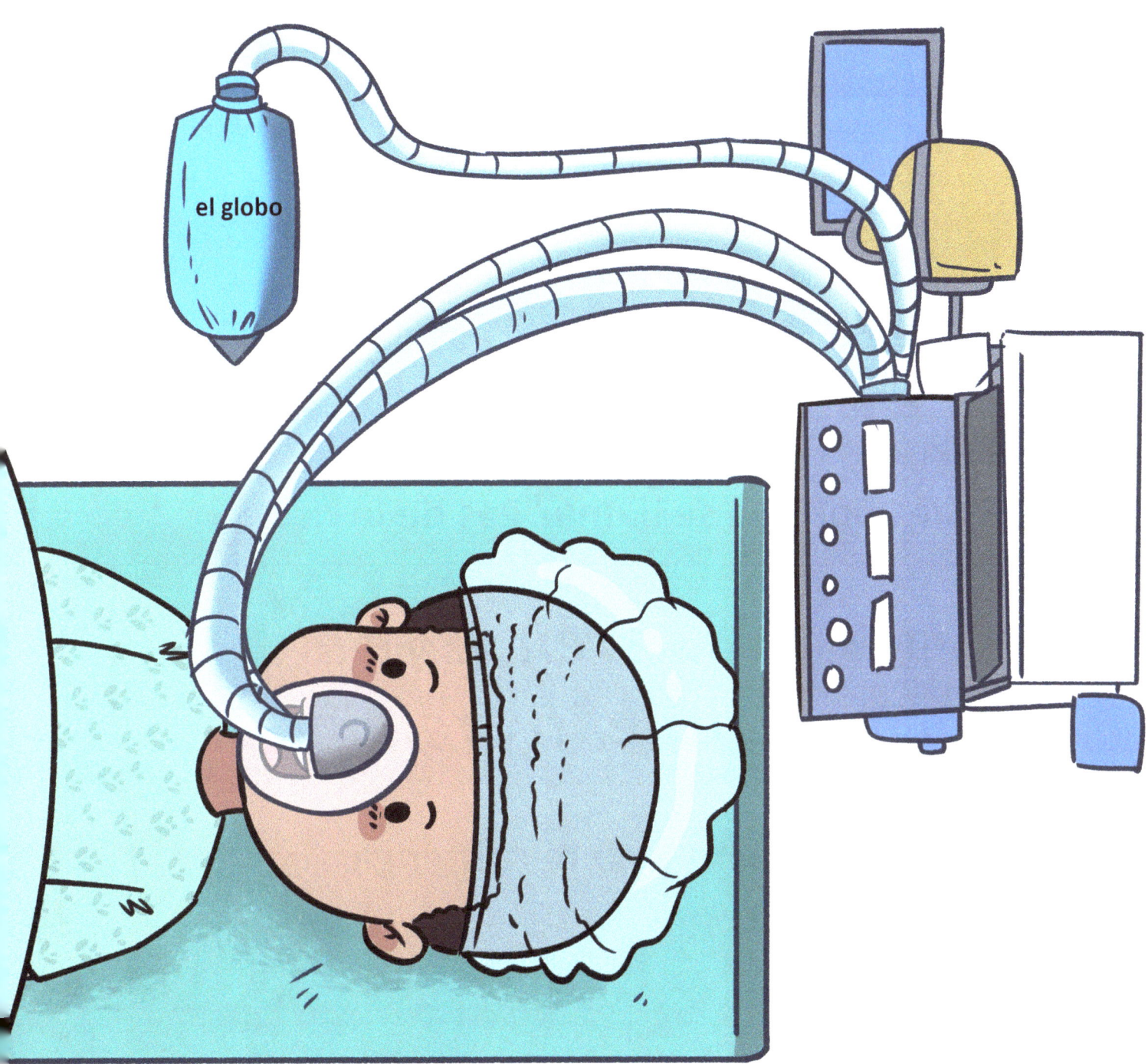

el globo

Tu equipo médico te dará "gas de la risa" para que respires.

¿Sabes por qué se llama "gas de la risa"?

¡Porque te hace *reír* y *sentirte* *gracioso, risueño* y *relajado!*

Así que ríete y no te contengas.

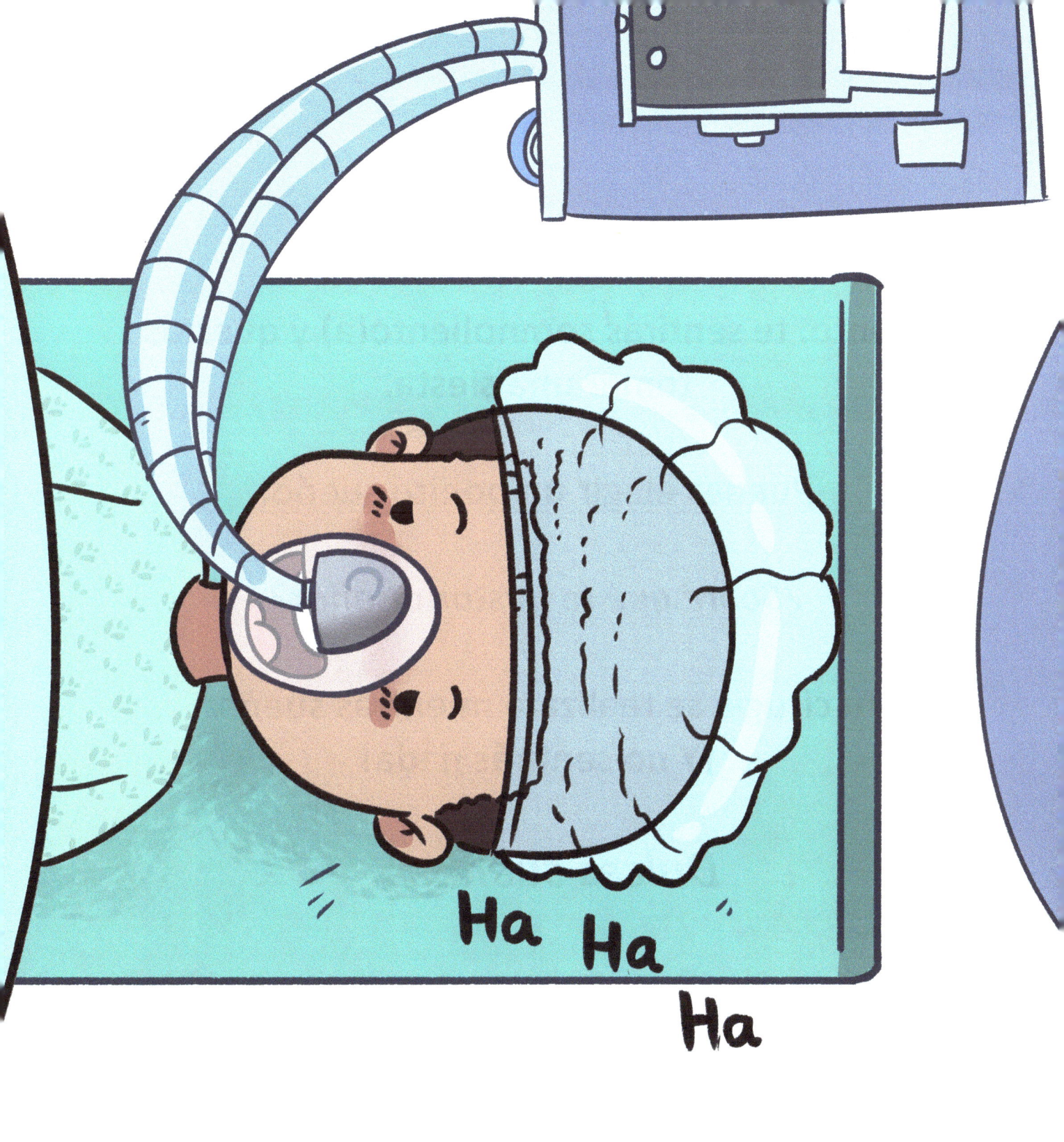

Pronto, te sentirás somnoliento(a) y querrás tomar una siesta.

Puedes elegir un bonito sueño.

¿Sobre qué te gustaría soñar?

Tu cirugía se realizará mientras sueñas.
¡Y no sentirás nada!

Dulces sueños...

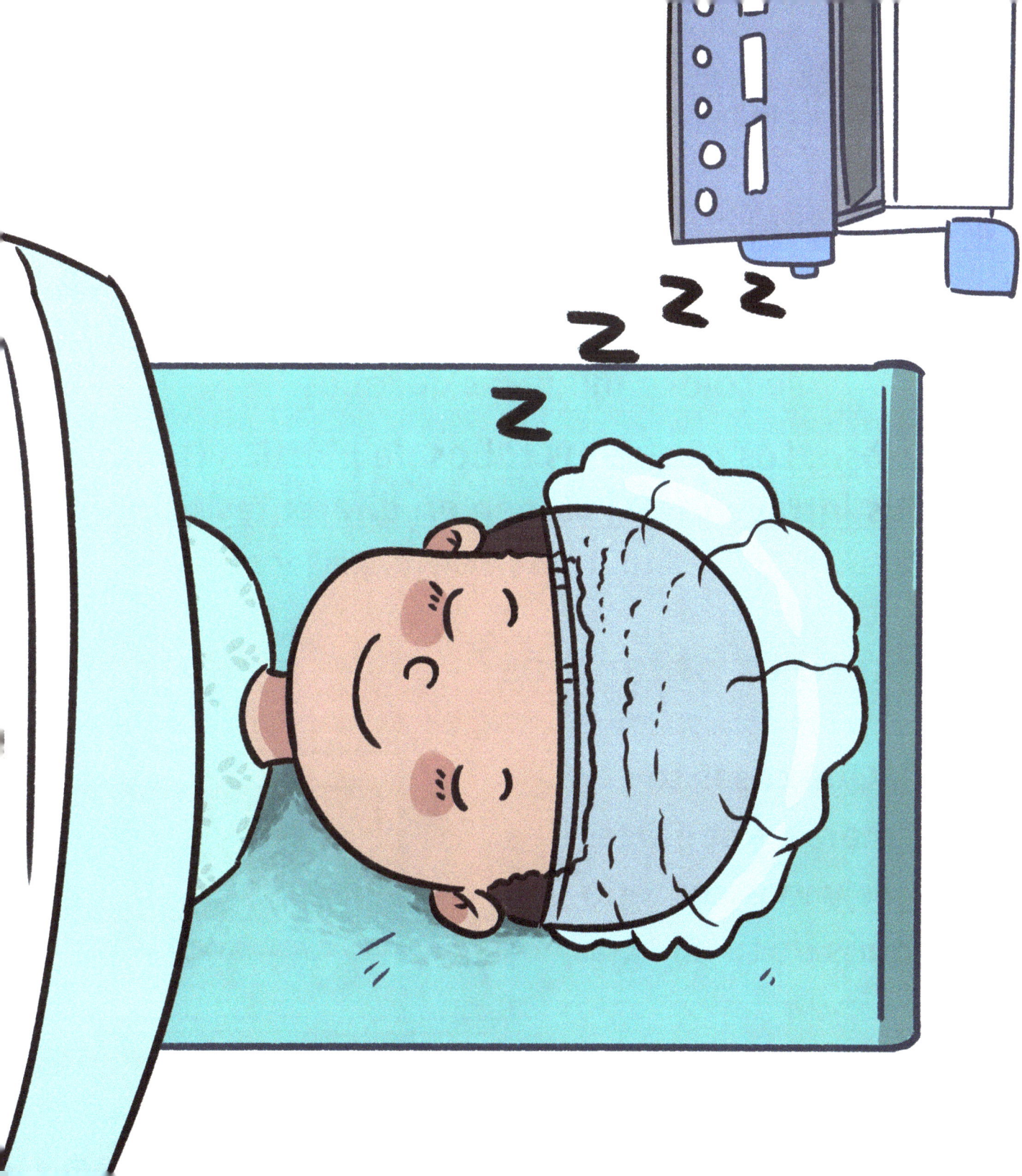

Cuando despiertes de tu siesta, tu cirugía habrá terminado y es posible que te sientas incómodo(a).

Pero no te preocupes, recibirás medicamentos para que te sientas mejor. Se administrarán a través de un pequeño tubo de plástico en tu brazo o pierna. El tubo se colocó mientras dormías.

Dato curioso: Los pequeños tubos de plástico (también llamados intravenosos) vienen en diferentes colores, como amarillo, azul, rosa, verde, gris y naranja.

¿Qué color obtendrás?

¿Qué cosas te ayudarán a sentirte mejor y más cómodo después de tu cirugía?

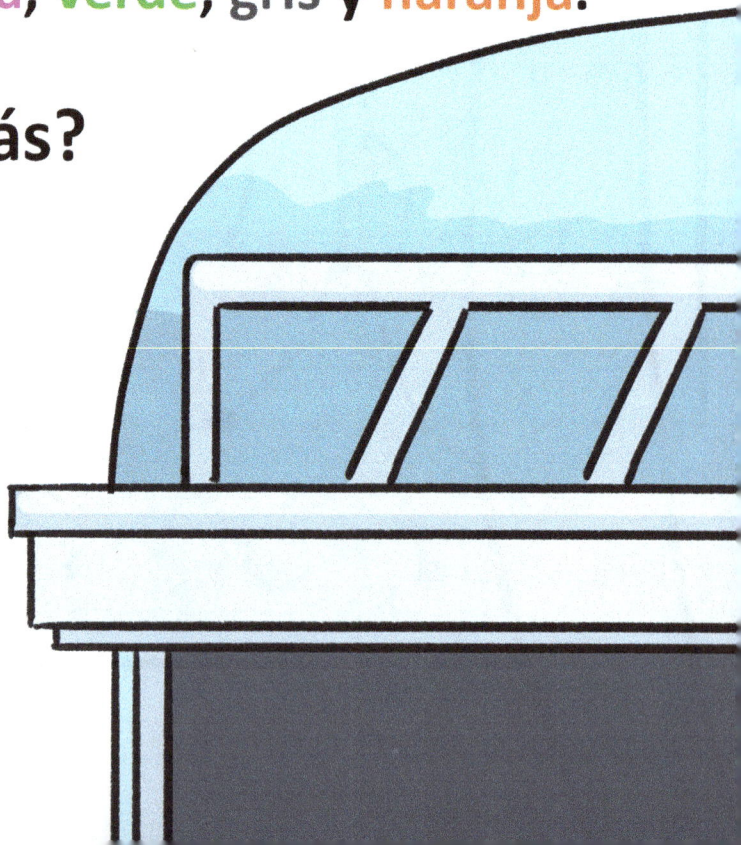

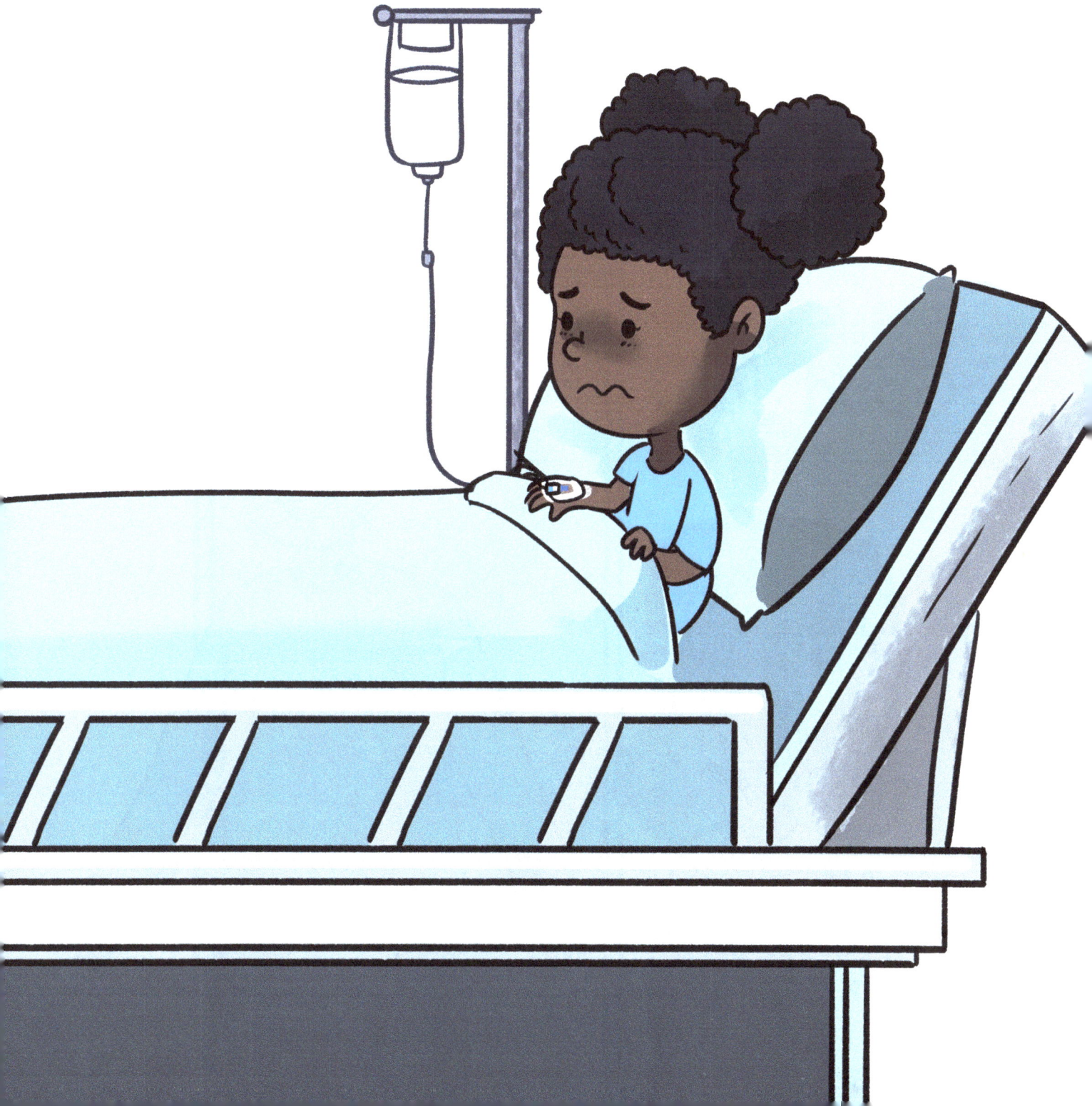

Todos verán lo valiente que has sido.

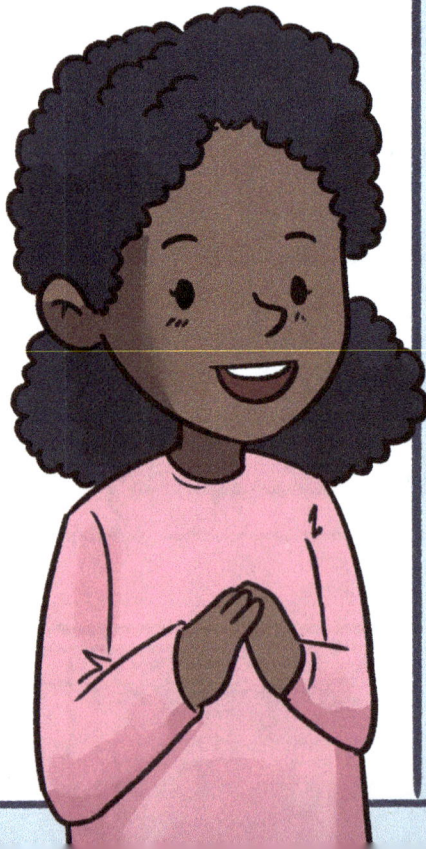

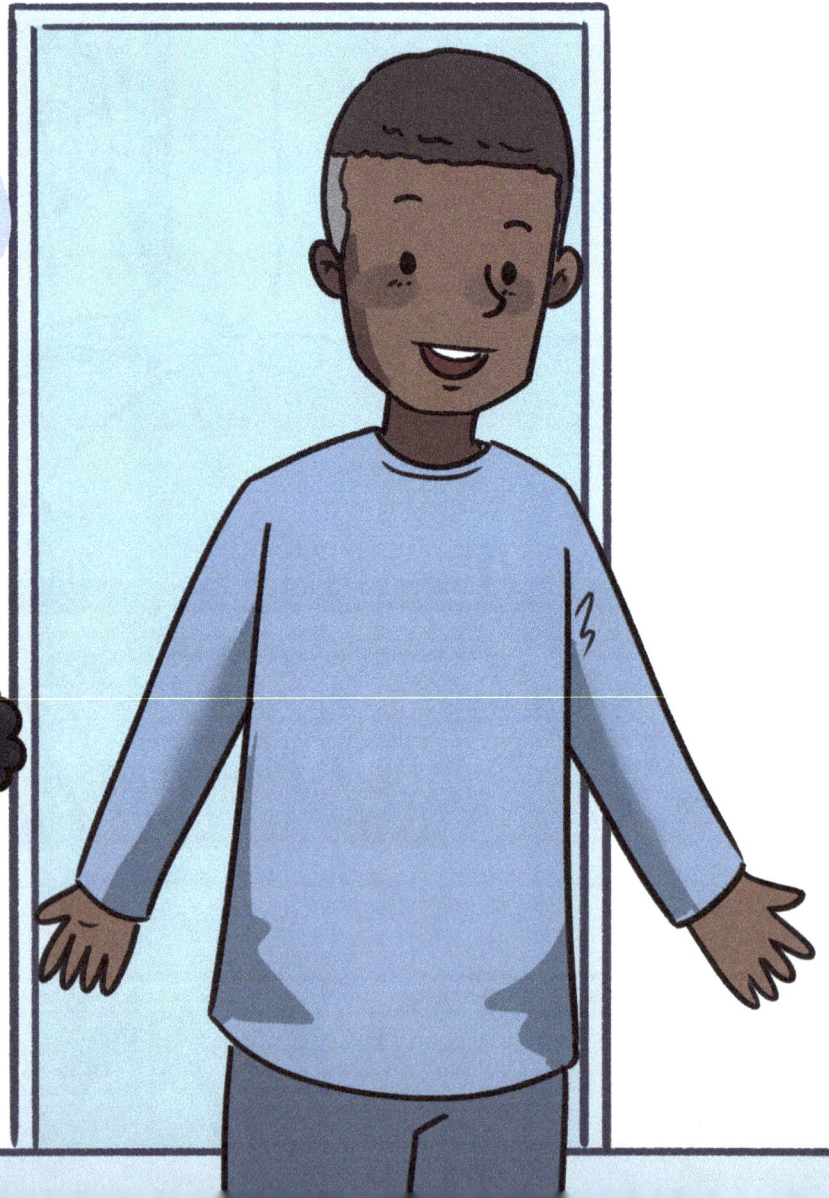

Cuando te sientas lo suficientemente bien, puedes tomar un poco de jugo o un refrigerio.

¿Qué te gustaría comer después de la cirugía?

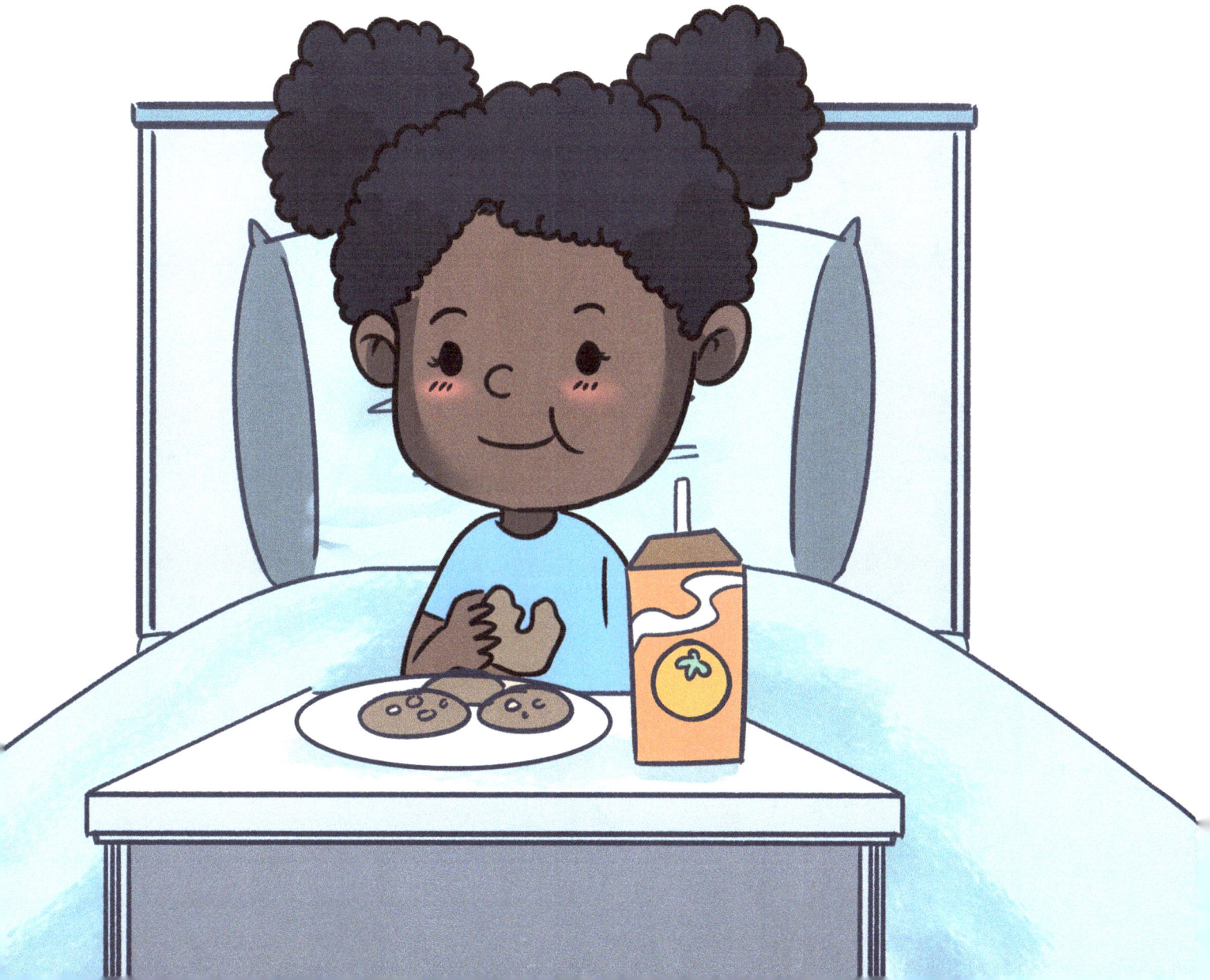

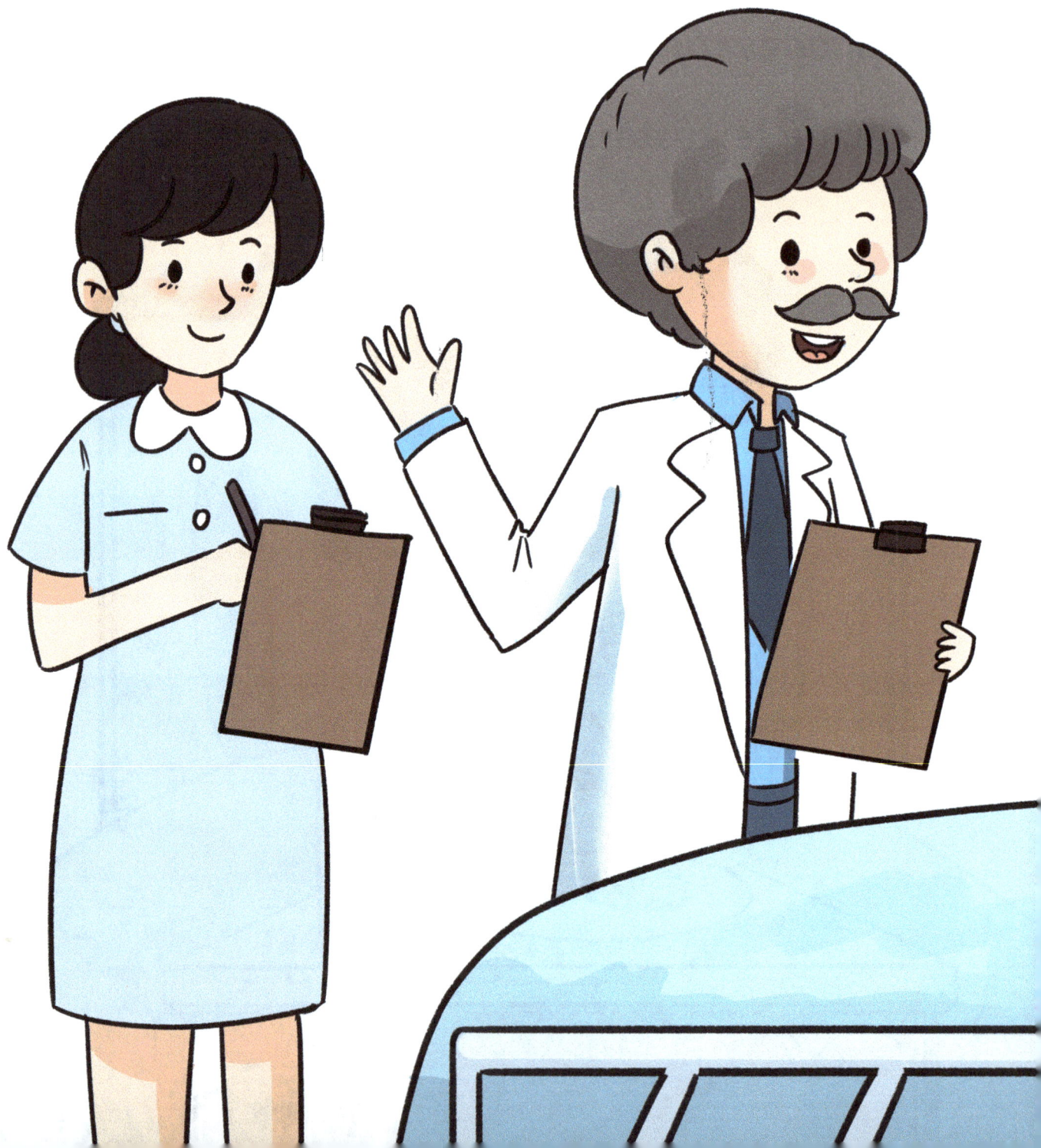

A veces, es posible que tengas que quedarte en el hospital después de tu cirugía.

Tu padre, madre o tutor podrá quedarse contigo.

Los médicos y enfermeras te mantendrán seguro(a) y cómodo(a).

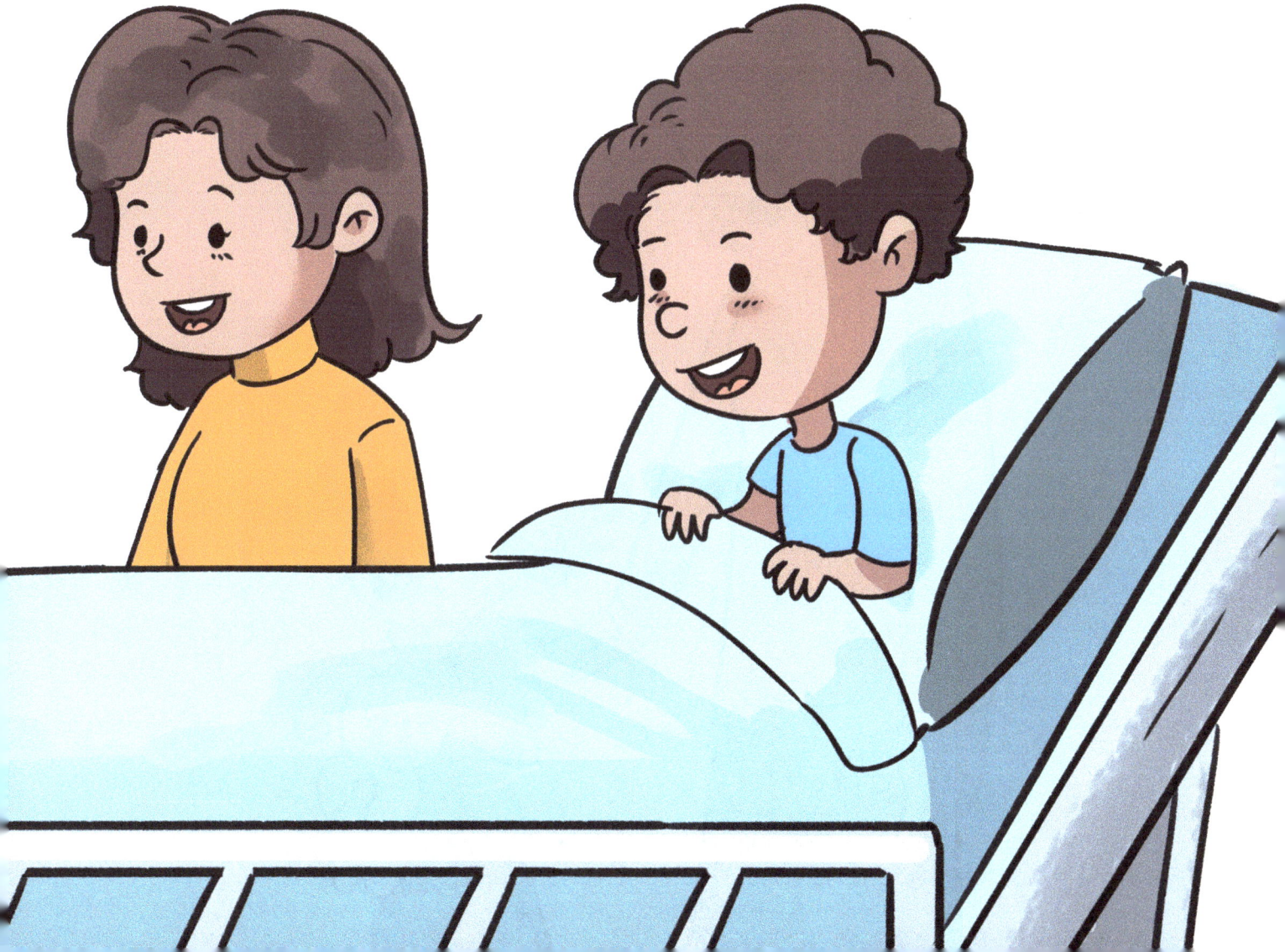

Antes de que te des cuenta, será hora de ir a casa. Tu aventura en el hospital está casi terminada.

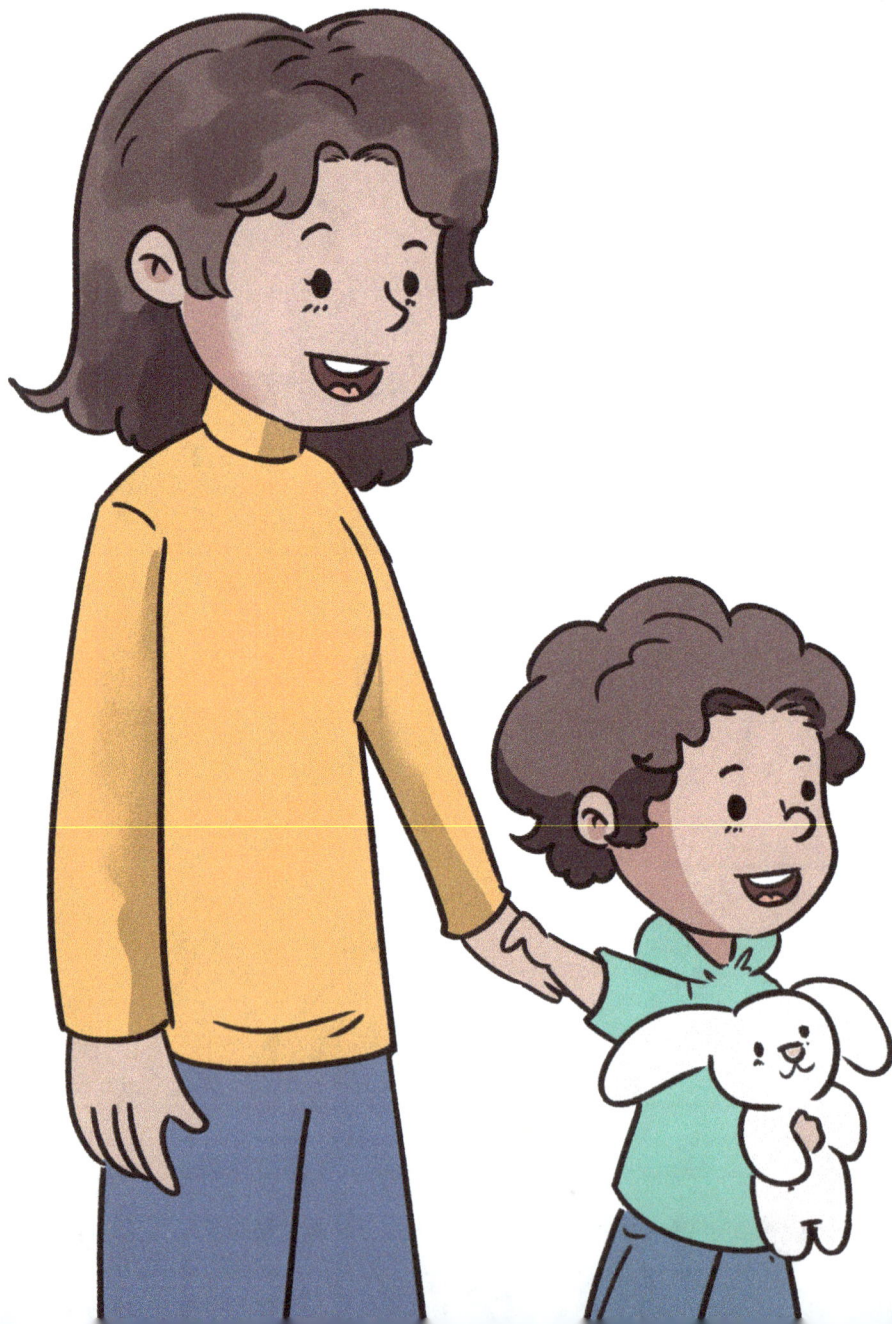

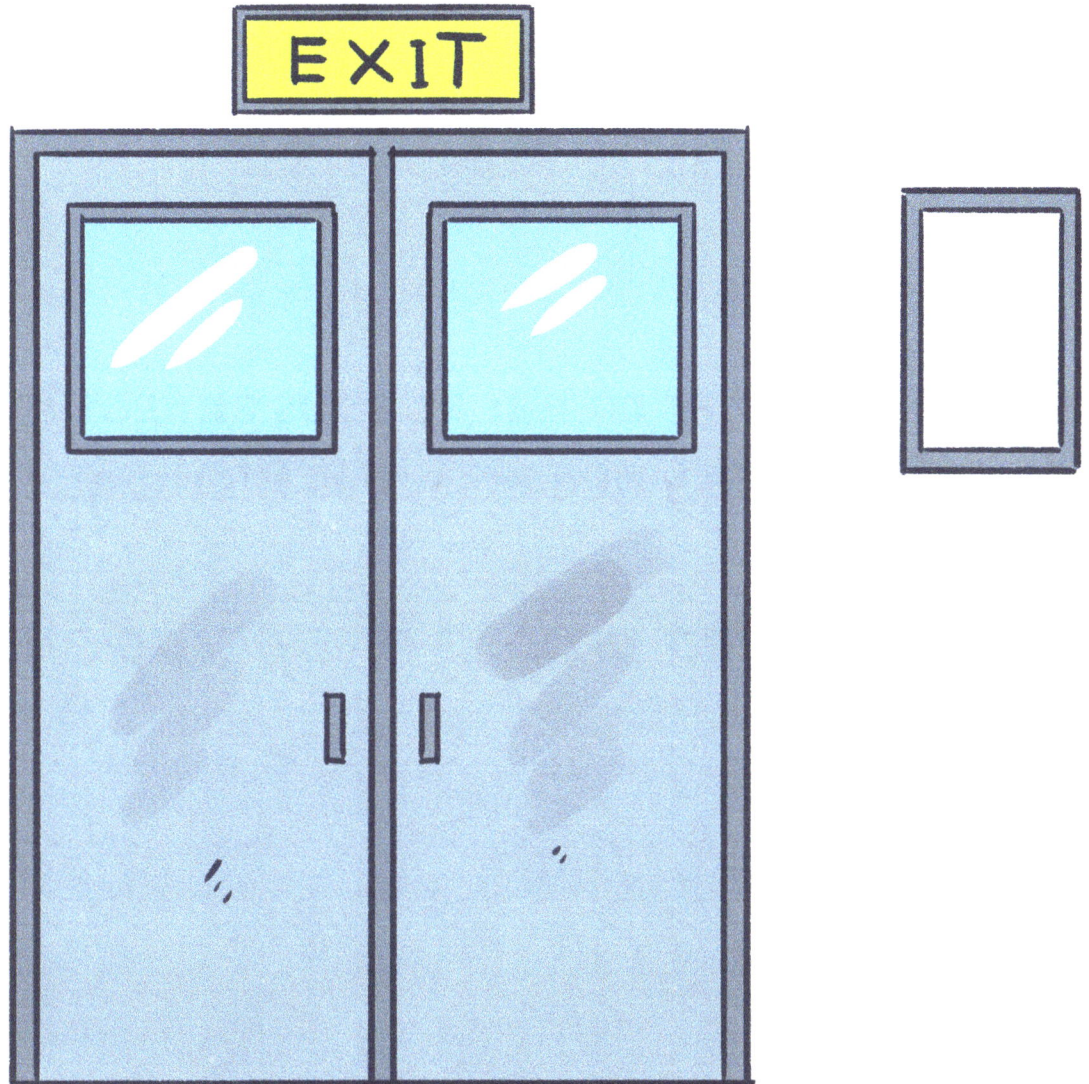

Espero que hayas tenido un poco de diversión explorando mientras estabas allí para tu cirugía.

Ahora puedes contarles a tus amigos lo valiente que fuiste y que eres más fuerte que antes.

¡Una pronta recuperación!

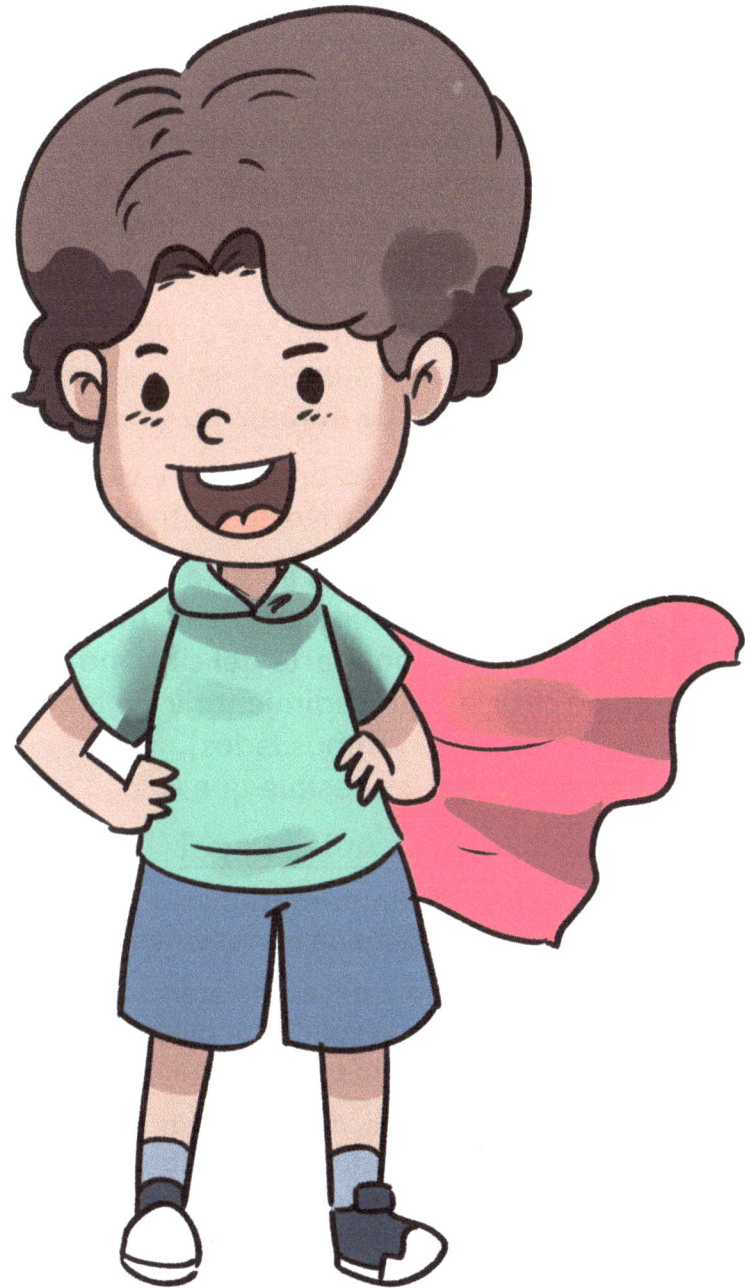

Notas para Padres/Tutores

Aquí tienes una lista de alimentos y líquidos junto con los tiempos correspondientes que deben transcurrir desde que tu hijo termina de comer o beber hasta el inicio de su cirugía (según la Sociedad Americana de Anestesiólogos):

Comida completa o alimentos grasos: 8 horas
Fórmula para bebés o leche de origen animal/vegetal: 6 horas
Leche materna: 4 horas
Líquidos claros: 2 horas

Los líquidos claros son aquellos que se pueden ver a través de ellos y algunos ejemplos son el jugo de manzana (no de sidra de manzana), agua, agua con azúcar y Pedialyte (no PediaSure). El jugo de naranja no es un líquido claro.

Por favor tome en cuenta que cada niño es diferente, y es importante discutir y confirmar las recomendaciones anteriores con el médico de tu hijo antes del día de la cirugía.

• La colocación del catéter intravenoso (IV) en este grupo de edad joven generalmente se realiza después de que tu hijo esté dormido en la sala de operaciones o de procedimientos.
• La marcación del sitio quirúrgico por parte del cirujano puede aplicarse o no a tu hijo dependiendo del tipo de cirugía o procedimiento y su lateralidad (izquierda, derecha o ambos lados).
• Dependiendo del tipo de cirugía, es posible que tu hijo tenga o no una cicatriz visible.

Aviso Legal

¿Este libro ilustrado ayudó de alguna manera a tu hijo?
Si es así. ¡Cuéntame sobre su experiencia!

www.amazon.com/gp/product-review/B0D46PR7KY

Para otros títulos de libros, puedes visitar:

www.fzwbooks.com

Conectar con el Autor

Correo electrónico: books@fzwbooks.com
facebook/instagram: @FZWbooks

Acerca de la Autora

La Dra. Fei Zheng-Ward es una anestesióloga clínica que comprende la aprensión que pueden tener los pacientes (tanto adultos como niños) ante su próxima cirugía. Su objetivo en sus libros médicos es brindar información útil a los pacientes para que tengan una mejor comprensión y aprecio de lo que sucede antes, durante y después de la cirugía. Quiere que los lectores se sientan más capacitados para tomar decisiones informadas y se sientan más tranquilos con su cirugía.

Como médica en ejercicio, se enorgullece de ser respetada por su atención al detalle, su compromiso de brindar atención compasiva y personalizada al paciente, y su firme presencia en la defensa del paciente en el período perioperatorio para cada uno de sus pacientes. Comprende la importancia del bienestar físico y emocional, y aboga por la autonomía del paciente.

Además de su práctica clínica, la Dra. Zheng-Ward está activamente involucrada en la educación médica y contribuye a revistas médicas y conferencias estatales y nacionales.

Es una autora galardonada por su libro titulado "***What to Expect and How to Prepare for Your Surgery***".

Más sobre la Dra. Fei Zheng-Ward:

• Anestesióloga Certificada por la Junta de Anestesiología de los Estados Unidos

• Residencia en Anestesiología en The Johns Hopkins Hospital en Baltimore, MD

• Maestría en Salud Pública (MPH) de Dartmouth Medical School en Hanover, NH

Más Libros de la Autora

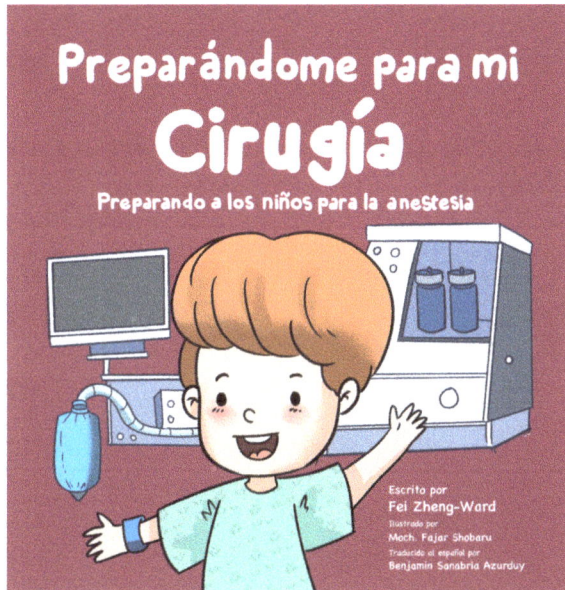

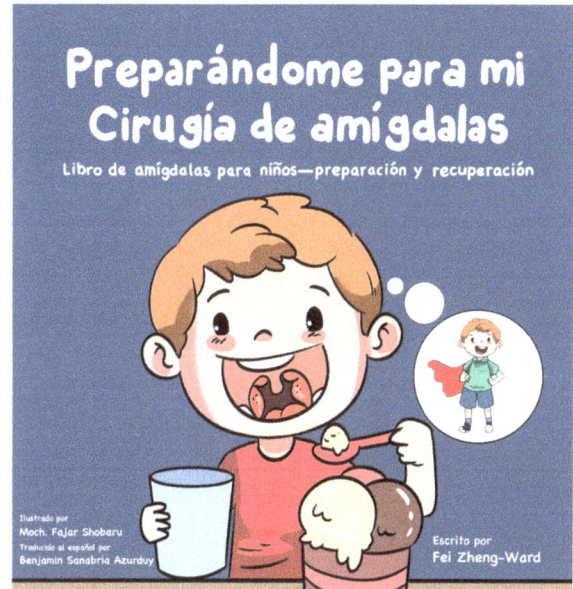

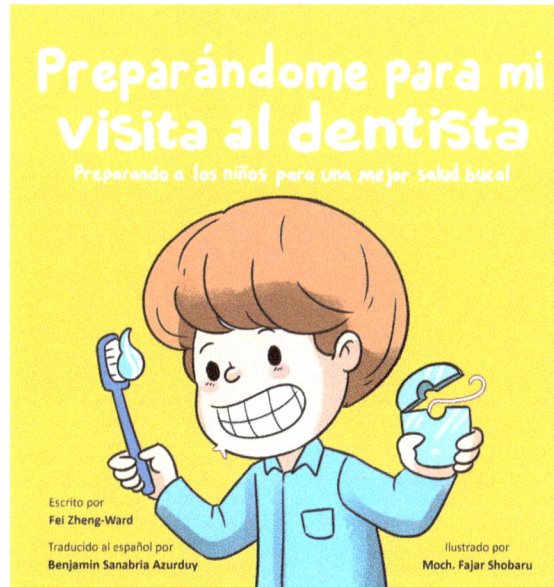

Preparándome para mi
Cirugía
Preparando a los niños para la anestesia

Escrito por
Fei Zheng-Ward
Ilustrado por
Moch. Fajar Shobaru
Traducido al español por
Benjamin Sanabria Azurduy

Preparándome para mi
Cirugía de amígdalas
Libro de amígdalas para niños—preparación y recuperación

Ilustrado por
Moch. Fajar Shobaru
Traducido al español por
Benjamin Sanabria Azurduy
Escrito por
Fei Zheng-Ward

Preparándome para mi
visita al dentista
Preparando a los niños para una mejor salud bucal

Escrito por
Fei Zheng-Ward

Traducido al español por
Benjamin Sanabria Azurduy

Ilustrado por
Moch. Fajar Shobaru

www.ingramcontent.com/pod-product-compliance
Lightning Source LLC
Chambersburg PA
CBHW080428030426
42335CB00020B/2642